ZINA BENKIRANE
MOHAMAD ABDULILAH ALSAIR

Examinar a anatomia do coração e as doenças

ZINA BENKIRANE
MOHAMAD ABDULILAH ALSAIR

Examinar a anatomia do coração e as doenças

ScienciaScripts

Imprint
Any brand names and product names mentioned in this book are subject to trademark, brand or patent protection and are trademarks or registered trademarks of their respective holders. The use of brand names, product names, common names, trade names, product descriptions etc. even without a particular marking in this work is in no way to be construed to mean that such names may be regarded as unrestricted in respect of trademark and brand protection legislation and could thus be used by anyone.

Cover image: www.ingimage.com

This book is a translation from the original published under ISBN 978-620-6-77446-4.

Publisher:
Sciencia Scripts
is a trademark of
Dodo Books Indian Ocean Ltd. and OmniScriptum S.R.L publishing group

120 High Road, East Finchley, London, N2 9ED, United Kingdom
Str. Armeneasca 28/1, office 1, Chisinau MD-2012, Republic of Moldova, Europe
Printed at: see last page
ISBN: 978-620-8-25306-6

Conteúdo

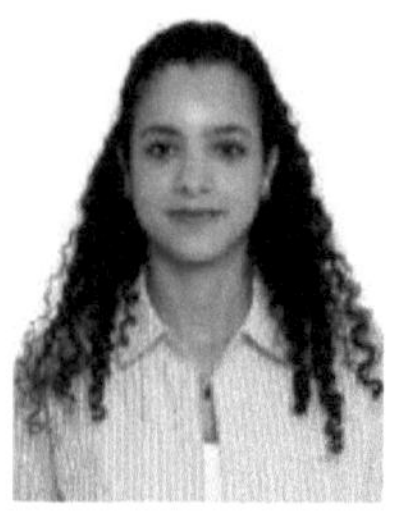

ZINA BENKIRANE
Estudante da Universidade de Medicina de Dalian
/ Dalian/Liaoning/china

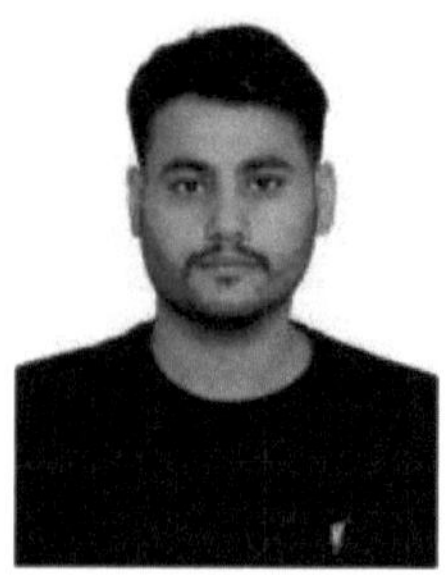

MOHAMAD ABDULILAH ALSAIR
Estudante na Universidade de Medicina de Dalian
/ Dalian/Liaoning/china

Dedicado aos anjos misericordiosos que:

O senhor dos mundos, que começou a guiar os seus servos com o ensinamento da pena.

Os meus pais, cuja presença é para mim uma coroa de honra e cujo nome é a razão da minha existência, porque estas duas existências, depois do Senhor, foram a fonte da minha existência, pegaram na minha mão e ensinaram-me a caminhar neste vale cheio de altos e baixos.

Capítulo I

Introdução

Introdução

O coração é uma parte importante do sistema circulatório. O coração está localizado na cavidade torácica, entre os pulmões esquerdo e direito. Quando o coração se contrai, o seu tamanho é do tamanho do punho de uma pessoa. Os ossos do peito, as costelas e as cartilagens estão localizados perto das superfícies frontal e superior do coração. Depois do coração, encontram-se o esófago e a cavidade torácica. A parte inferior do coração encontra-se junto ao músculo diafragma e na sua parte superior encontram-se a veia cava superior, a aorta e a artéria pulmonar. Existem sulcos na superfície do coração. Sulcos coronários (Sulco Coronário) que é a parte de separação e limite do ventrículo e do átrio. Sulcos longitudinais ântero-posteriores, que é o plano de separação do ventrículo esquerdo e do ventrículo direito. O coração é um órgão oco que se divide em quatro partes ou cavidades. As duas cavidades superiores são os átrios, que são divididos em átrio esquerdo e átrio direito pela parede do átrio. Além disso, as duas cavidades inferiores, denominadas ventrículos, estão divididas em ventrículos esquerdo e direito pela parede ventricular.

Sistema circulatório

O sistema circulatório inclui o coração e as partes relacionadas com a transfusão de sangue (artérias, pequenas artérias ou capilares e sangue), cuja função é fornecer oxigénio e nutrientes aos tecidos do corpo e obter os subprodutos do metabolismo do corpo. O diagrama de blocos mostra o processo de circulação do sangue no corpo humano.

Este processo inclui dois ciclos: Ciclo sistémico e ciclo respiratório. O ciclo sistémico, também conhecido como ciclo principal, tem início no ventrículo esquerdo.

Quando o ventrículo esquerdo se contrai, o sangue atrial, que contém oxigénio e nutrientes para nutrir os tecidos do corpo, é bombeado através do ventrículo para a aorta e depois entra nos capilares através de diferentes ramos das artérias. O sangue arterial transforma-se em sangue venoso ou venoso e contém dióxido de carbono e produtos metabólicos que se encontram sob a forma de gás e produtos que são recebidos das células e tecidos do corpo através dos capilares.

O sangue venoso entra nas pequenas veias através dos capilares e flui para as veias cavas superior e inferior, regressa ao seio coronário a partir de diferentes níveis das veias e depois vai para a aurícula direita. Depois disso, o sangue flui através da aurícula direita para o ventrículo direito e o ciclo respiratório inicia-se.

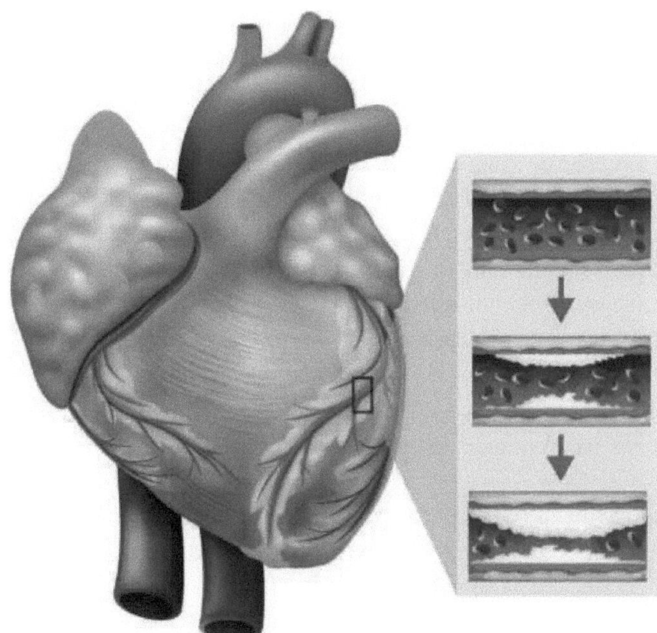

Figura 1. Como são tratadas as doenças cardíacas

O ciclo respiratório da circulação sanguínea, que também é conhecido como subciclo, começa no ventrículo direito e, com a contração do ventrículo direito, o sangue vai para a artéria pulmonar e depois para os capilares da parede dos sacos respiratórios do pulmão. Esta operação é efectuada através de todos os ramos arteriais do pulmão. Em seguida, o sangue venoso transforma-se em sangue arterial contendo oxigénio saturado, que se forma com a ajuda das trocas gasosas entre as veias e os sacos aéreos. Em seguida, o sangue arterial passa para as pequenas veias através dos capilares e vai para as veias pulmonares esquerda e direita e flui através delas para a aurícula esquerda. Por fim, o sangue regurgitado entra no ventrículo esquerdo a partir da aurícula esquerda e inicia-se outro ciclo sistémico.

Ciclo cardíaco

Nesta secção, antes de abordar o tema da estrutura do ciclo ou ciclo cardíaco, que é o tema principal desta secção, é necessário explicar alguns conceitos básicos relacionados com esta estrutura.

> **Frequência cardíaca ou ritmo cardíaco (FC):** A frequência cardíaca é, na verdade, o número de batimentos cardíacos por unidade de tempo e é expressa em batimentos por minuto (bpm), que varia consoante a idade, o sexo e outras necessidades fisiológicas do corpo humano.

> **Esvaziamento (Sístole):** O esvaziamento é uma fase do ciclo cardíaco em que o coração está a contrair-se. Durante este processo, é gerada pressão nas aurículas e nos ventrículos e o coração bombeia o fluxo sanguíneo neste estado.

> **Enchimento (diástole):** O enchimento é uma fase do ciclo cardíaco em que o coração se enche de sangue após a fase de esvaziamento.

> **Volume sistólico:** O volume sistólico é o volume de sangue que é bombeado de um dos ventrículos do coração em cada batimento. Esta quantidade é praticamente a mesma para os ventrículos esquerdo e direito do coração. Esta quantidade segue a seguinte relação:

Equação 1 $SV = EDV - ES$

Aqui, EDV é o volume final de enchimento ou o volume de sangue que existe no ventrículo no início de cada batimento cardíaco, e ESV é o volume final de esvaziamento ou o volume de sangue que existe no final de cada batimento cardíaco.

> **Débito cardíaco (DC):** O débito cardíaco é o volume de sangue bombeado pelos ventrículos num minuto. Este valor é obtido multiplicando o volume sistólico pela frequência de pulso da seguinte forma.

Equation 2 $CO = SV * HR$

> **Pré-carga:** A pré-carga é a quantidade de "carga" antes da contração dos músculos do coração e é também conhecida como carga volumétrica.

> **Pós-carga:** A pós-carga é a quantidade de "carga" que o coração tem no início da contração, pela qual vence a sua resistência e ejecta sangue, e é também conhecida como carga de pressão.

Ciclo cardíaco

O ciclo cardíaco é o intervalo de tempo entre dois batimentos cardíacos consecutivos. Por exemplo, para um coração normal e saudável, se a frequência cardíaca for de 75 bpm, o ciclo cardíaco dura 0,8 segundos. Um ciclo cardíaco é composto por duas fases principais: a fase de esvaziamento (contração) e a fase de enchimento (expansão ou relaxamento) dos ventrículos e das aurículas.

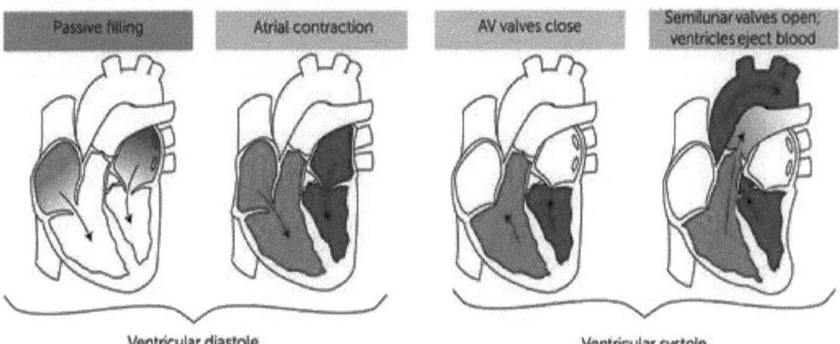

Figura 2. Ciclo cardíaco

Por conseguinte, durante o período de bombagem do sangue pelo coração, o ventrículo pode desempenhar um papel mais importante do que a aurícula. No entanto, o ciclo cardíaco significa frequentemente o ciclo funcional do mesmo ventrículo. Para compreender melhor os pormenores de um ciclo cardíaco completo, este deve ser dividido em 8 fases.

> A primeira fase - Contração de volume igual

Quando ocorre a onda R do complexo QRS, o ventrículo esquerdo começa a contrair-se, o que indica alterações potenciais e temporais na despolarização ventricular. O grau mais elevado de despolarização na onda do eletrocardiograma (figura 6-2) é obtido no seu pico ou ponto máximo. A pressão do ventrículo esquerdo aumenta rapidamente devido à forte contração dos músculos do coração. Quando a pressão ventricular esquerda excede a pressão auricular, o sangue no ventrículo esquerdo força a válvula mitral (entre o ventrículo e a aurícula esquerda) a fechar.

A válvula mitral está completamente fechada nesse ponto com a ajuda dos músculos que têm saliências, e a contração dos músculos anulares provoca uma diminuição do diâmetro ao nível da junção aurículo-ventricular, impedindo assim o retorno do sangue à aurícula esquerda.

Nesse momento, a pressão do ventrículo esquerdo aumenta muito rapidamente, mas até que essa pressão não ultrapasse a pressão aórtica na abertura aórtica (cerca de 80 mmHg no final do esvaziamento), a abertura da válvula aórtica permanece fechada. Durante este curto período de tempo (normalmente cerca de 0,05 segundos), as válvulas mitral e aórtica não estarão fechadas; o tamanho da distância entre a ponta do coração e a sua extremidade (tamanho longitudinal do coração) diminuirá. Além disso, o ventrículo esquerdo assume uma forma redonda e a tensão dos músculos ventriculares aumenta, mas o volume do ventrículo esquerdo não se altera. Este estado de contração é também designado por volume.

> **A segunda fase - Evacuação rápida**

Nesta fase, os músculos do coração mantêm a sua contração e a tensão nos mesmos aumenta de tal forma que a pressão do ventrículo esquerdo se torna ligeiramente superior à pressão aórtica e a válvula aórtica abre. Nesta altura, o sangue é esvaziado na aorta e o fluxo atinge rapidamente o seu nível mais elevado. No final da fase de esvaziamento rápido, a pressão do ventrículo esquerdo pode atingir o seu valor mais elevado (130 a 120 mmHg no ventrículo esquerdo). Esta fase dura apenas 0,09 segundos, mas o volume de sangue removido é cerca de 80-85% do volume sistólico.

> **A terceira fase - Esvaziamento lento**

Neste período de tempo, a contratilidade do ventrículo esquerdo é fraca e a pressão do ventrículo esquerdo diminui e, finalmente, a taxa de esvaziamento diminui. Embora a pressão ventricular esquerda seja ligeiramente inferior à pressão aórtica (apenas alguns mmHg), a energia total no ventrículo esquerdo (energia de pressão mais energia cinética) devido à contração ventricular é ainda superior à energia na aorta. Por conseguinte, o esvaziamento do sangue do ventrículo esquerdo pode continuar. Esta fase dura em média 0,13 segundos e depois disso o ciclo cardíaco passa para a fase de enchimento ou conforto.

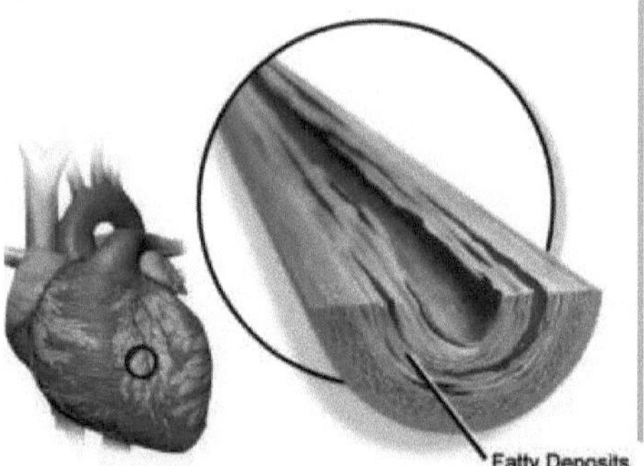

Figura 3. Doença coronária

> **A quarta fase - Pré-enchimento**

Nesta fase, o ventrículo esquerdo começa a expandir-se ou a relaxar e o esvaziamento pára e a pressão do ventrículo esquerdo baixa subitamente. Como descrito na terceira fase, a pressão do ventrículo esquerdo torna-se inferior à pressão aórtica e a válvula aórtica fecha-se rapidamente, impedindo o retorno do sangue ao ventrículo esquerdo. Por isso, este período de tempo, que inclui o início do enchimento do ventrículo até ao fim do fecho da válvula aórtica, é designado por pré-enchimento e dura cerca de 0,04 segundos.

> **A quinta fase - estado de expansão ou relaxamento do mesmo volume**

Quando a válvula aórtica está fechada, a pressão do ventrículo esquerdo continua a ser dominante sobre a pressão da aurícula esquerda, pelo que a válvula mitral permanece fechada e não se abre até que a pressão do ventrículo esquerdo desça para um nível inferior à pressão da aurícula esquerda. Durante esse curto período de tempo (0,08 segundos), a pressão do ventrículo esquerdo diminui drasticamente, mas o volume do ventrículo esquerdo permanece constante, e essa fase é chamada de relaxamento de volume.

> **A sexta fase - Enchimento rápido**

Ao mesmo tempo que a válvula mitral se abre, o volume do ventrículo esquerdo aumenta rapidamente e a pressão do ventrículo esquerdo é muito inferior à pressão da aurícula esquerda, fazendo com que o sangue flua rapidamente da aurícula esquerda e das grandes artérias para o ventrículo esquerdo. Esta fase dura cerca de 0,11 segundos. Durante este período de tempo, dois terços da quantidade total de sangue são enchidos no ventrículo esquerdo.

> **Sétima fase - Enchimento lento (fim do enchimento)**

Simultaneamente com o rápido enchimento do ventrículo esquerdo com sangue, a velocidade do fluxo sanguíneo diminui gradualmente nas veias que fluem através da aurícula esquerda para o ventrículo esquerdo, e a diferença de pressão entre o ventrículo esquerdo e a aurícula esquerda diminui. Mas o volume do ventrículo esquerdo continua a aumentar. Esta fase é chamada de enchimento lento, que dura cerca de 0,19 segundos, após o que a aurícula esquerda começa a contrair-se.

> **Oitava fase - Contração vestibular**

No final do enchimento do ventrículo, a aurícula esquerda contrai-se e o sangue remanescente na aurícula esquerda é esvaziado no ventrículo esquerdo, o que se deve ao aumento da pressão da aurícula esquerda, que melhora o nível de saturação e enchimento do ventrículo esquerdo e aumenta a pressão no ventrículo esquerdo. Quando a aurícula esquerda se contrai, a sua pressão diminui e ajuda a fechar a válvula mitral. Assim, antes de o ventrículo esquerdo se contrair, a válvula mitral tende a fechar-se. Como resultado, antes da contração do mesmo volume, ocorrem as oito fases acima mencionadas e ocorre um ciclo cardíaco completo.

Modelo de coração

O coração é conhecido como um sistema não linear e variável no tempo. Ao longo dos anos, foram estudados muitos modelos matemáticos simples e complexos do sistema cardíaco para simular o coração. O Dr. Yi Wu, com a ajuda dos seus colegas, modelou um sistema cardíaco biventricular humano complexo. Shaohui Chen utilizou um modelo simplificado de ventrículo único do sistema cardíaco na forma de espaço de estados, que o simplificou tanto quanto possível utilizando variáveis de estado mínimas para identificar o sistema.

Simaan e seus colegas também apresentaram um modelo modificado do coração. Este modelo inclui cinco variáveis de estado, com o pressuposto de que tanto o ventrículo direito como o ciclo respiratório funcionam num estado normal. Por conseguinte, os seus efeitos podem ser ignorados. O modelo mencionado, as equações de estado e as simulações relacionadas, bem como os respectivos resultados, serão apresentados nesta secção.

Modelo circulatório do coração

O circuito equivalente do modelo do coração é apresentado na figura (2-7). Neste modelo, a pré-carga e o ciclo respiratório (pulmonar) são apresentados com um condensador, ou seja, CR. Após a carga, é também apresentado um modelo Windkessel de quatro elementos que inclui CS, RC, RS e LS. A desejabilidade e a saúde da aorta são demonstradas pelo parâmetro CA e o equivalente do condensador não é considerado neste modelo. A válvula mitral é assumida como uma resistência RM e um díodo ideal DM, e a válvula aórtica é apresentada como uma resistência RA e um díodo ideal DA.

Modelo combinado de bomba cardíaca (LVAD)

O transplante cardíaco é o melhor método de tratamento para os doentes com insuficiência cardíaca sistólica, especialmente nas fases agudas desta doença. Infelizmente, assistimos à morte de vários destes doentes devido às suas condições deploráveis durante o período de espera para receber um coração adequado antes da operação de transplante. É por esta razão que a comunidade médica dá especial ênfase à utilização de dispositivos mecânicos de assistência que possam ser um substituto adequado para o coração do doente.

Os LVADs são um desses equipamentos. Nesta secção, será estudado um modelo coração-LVAD e as respectivas equações de estado. Em seguida, será analisada a resposta em malha aberta desta equação simulada, sob diferentes condições e velocidades da bomba, bem como diferentes valores de resistência sistémica do coração (SVR).

Princípios da função eletromecânica do coração (Heart Electro-Mechanical Function)

A primeira fase: repouso geral do coração durante 4,0 segundos: Nesta fase, os ventrículos e as aurículas estão em repouso. O sangue venoso flui para a aurícula direita através das grandes veias de Zebarin (Veia Cava Superior) e inferior (Veia Cava Inferior). Neste caso, devido à falta de pressão atrás das válvulas de entrada dos ventrículos (válvulas mitral e tricúspide), estas válvulas estão abertas e o sangue entra nos ventrículos e enche-os até certo ponto. Mas para que o sangue das aurículas entre completamente nos ventrículos, as aurículas têm de se contrair.

É de salientar que qualquer músculo do coração que se queira contrair, primeiro a sua onda de contração tem de se propagar em todas as partes desse músculo, e quando o músculo está em repouso, devido às actividades das células musculares, a concentração de iões cuja deficiência provocou a ação de contração volta ao normal e este processo produz um impulso elétrico que se propaga por todo o músculo. Portanto, para contrair os átrios (despolarização atrial), a mensagem de contração deve primeiro ser difundida por eles. Este trabalho é efectuado pelo nódulo sinoatrial (SA) localizado na aurícula direita. Entre os dois átrios, este é o único átrio direito que possui tecido nodular.

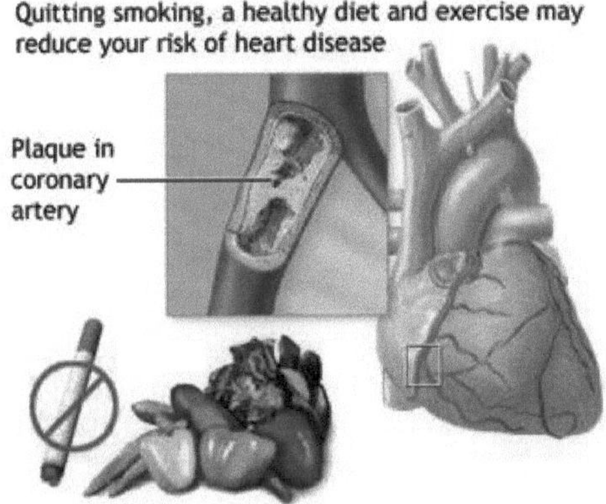

Deixar de fumar, ter uma dieta saudável e fazer exercício podem reduzir o risco de doença cardíaca
Placa na artéria coronária

Figura 4. Doenças cardíacas - recursos

Assim, para se contrair, primeiro o nódulo SA é estimulado pelo sistema nervoso de controlo do ritmo cardíaco, e esta mensagem de contração é enviada através de 3 cordas nodais desde a aurícula direita até ao nódulo átrio-ventricular, que se situa na distância entre as paredes das aurículas e dos ventrículos e ligeiramente inclinado para a aurícula direita.

Durante o movimento da mensagem do nódulo SA para o nódulo atrioventricular, as células neuromusculares do coração que se encontram no caminho da transmissão desta mensagem contraem-se e esta contração propaga-se de uma célula para outra na aurícula direita e, finalmente, através das células da aurícula direita para as células da aurícula esquerda, propagando-se e abrangendo toda a aurícula.

É claro que esta mensagem não pode ser transmitida através das células dos átrios para as células dos ventrículos, porque na parede entre os ventrículos e os átrios existe um tecido conjuntivo fibroso isolado, que faz com que a transmissão da mensagem dos átrios para os ventrículos seja feita apenas através do tecido nodal (que passa pelo meio deste isolamento).

Se este tecido não estivesse isolado, os átrios e os ventrículos contrair-se-iam ao mesmo tempo e a eficiência do coração seria muito baixa; porque, neste caso, depois de bombear uma pequena quantidade de sangue para os ventrículos, estes também bombeiam a mesma pequena quantidade para o corpo e para os pulmões, e uma pequena quantidade de sangue é bombeada para as veias. Depois de a mensagem de contração ter coberto completamente toda a aurícula, a sua ação de contração é concluída e registada no eletrocardiograma de onda P. O comportamento desta onda é suave e não é uma onda de choque. O comportamento desta onda é suave e sem impacto.

A segunda fase: contração dos átrios durante 1,0 segundo

Quando as aurículas estão completamente contraídas, bombeiam os restantes 25% do sangue para os ventrículos. Neste momento, há 120 cc de sangue em cada ventrículo, o que significa 240 cc em geral. Esta contração dura menos de 1,0 segundo e abrange desde o fim da onda P até ao fim da onda R no eletrocardiograma. Mas, durante esta contração, ocorrem simultaneamente duas acções muito importantes:

> **Propagação da despolarização ventricular**

Os ventrículos são obrigados a contrair-se e a injetar sangue nas artérias imediatamente após a contração dos átrios e o seu enchimento completo com sangue. Uma parte do estímulo elétrico que transmitiu a mensagem de contração ao nódulo AV, no final do repouso geral do coração, flui no feixe de sibilos e é depois descarregada através dos ramos direito e esquerdo no tecido nervoso dos ventrículos.

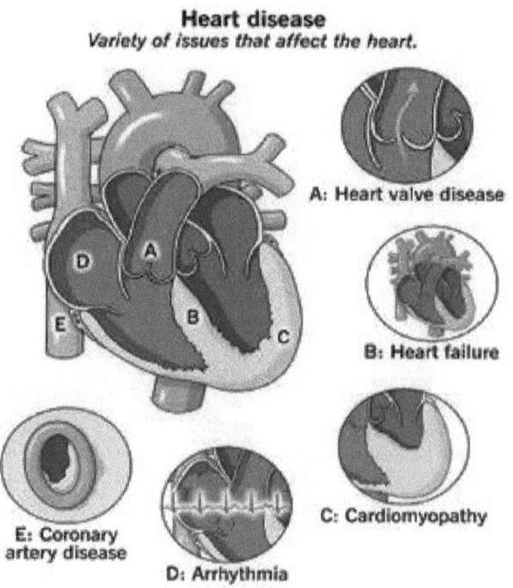

Figura 5. Afeto das doenças cardíacas

Para que o coração possa bombear a maior quantidade possível de sangue para a aorta e para as veias pulmonares e, a partir daí, para todo o corpo, é necessário que os átrios se contraiam bem primeiro e que todo o sangue que entra no coração flua para os ventrículos e, em seguida, os ventrículos se contraiam. Por este motivo, a transmissão da mensagem eléctrica no tecido do feixe de His é mais lenta do que a transmissão da mensagem eléctrica nos tecidos nervosos dos átrios, o que faz com que a estimulação dos ventrículos ocorra mais tarde do que a estimulação dos átrios.

Assim, a mensagem de contração entra nas fibras de Hiss, que se situa no meio da parede da membrana interventricular, e depois, dentro da parte muscular da parede, divide-se em ramos direito e esquerdo, e assim a corrente eléctrica é descarregada no tecido dos ventrículos.

Com esta descarga, cria-se a frente de onda de despolarização ventricular. Com a propagação desta frente de onda, é criado no sinal do eletrocardiograma um conjunto impulsivo denominado complexo QRS. Este complexo é significativamente mais forte do que outros eventos do sinal de ECG; porque a massa dos ventrículos é maior do que a massa dos átrios, portanto a sua frente de onda de despolarização é mais larga e mais forte.

> Propagação da onda de repouso nos átrios

Simultaneamente com a contração dos átrios, porque após a contração os átrios têm de repousar, a concentração de iões sódio, cálcio e potássio nas células dos átrios volta ao normal e leva à geração de uma mensagem eléctrica nas mesmas. Esta mensagem, que começa logo após o início da contração (intervalo P-Q), não produz qualquer onda no eletrocardiograma, porque a potência da onda de propagação da contração ventricular é tão grande que esta pequena mensagem se perde no QRS.

A terceira fase: contração dos ventrículos durante 0,3 segundos

Quando a mensagem se propaga nos ventrículos, estes começam a contrair-se e o sangue é bombeado para as artérias com uma pressão sistólica elevada. Este sangue fecha as válvulas mitral e tricúspide unidireccionais com a sua própria pressão e provoca o primeiro som cardíaco (S1), que pode ser detectado pelo sinal PCG; por outro lado, as válvulas aórtica e pulmonar abrem-se, o que provoca um aumento súbito e impulsivo da pressão arterial, desde a região diastólica até ao pico sistólico. Além disso, os átrios repousam durante 7,0 segundos após a libertação da sua mensagem de repouso. Durante esse tempo, o sangue entra novamente no átrio direito a partir das grandes veias abaixo e Zebarin; mas como as válvulas mitral e tricúspide estão fechadas, o sangue não pode entrar nos ventrículos e entra nos átrios pouco a pouco.

Heart Disease Symptoms

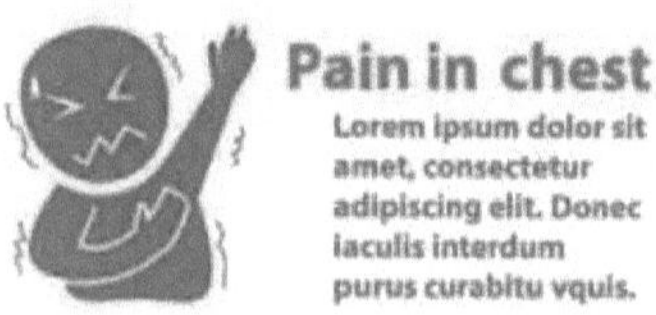

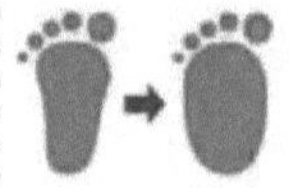

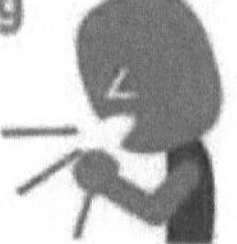

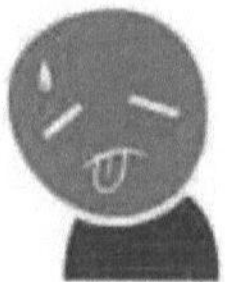

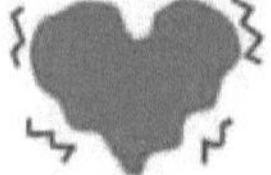

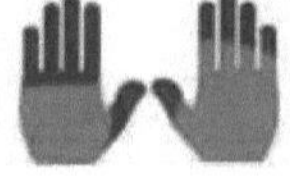

Figura 6. Insuficiência cardíaca

Durante a contração dos ventrículos, devido à pressão sistólica elevada, é aplicada muita força nas artérias de transmissão do sangue e, de acordo com as leis da mecânica, as artérias também dão uma resposta no sentido oposto a esta força, que chega aos ventrículos através do sangue e faz com que os ventrículos se contraiam de uma só vez e não se contraiam continuamente, o que resulta num pequeno intervalo na curva da pressão arterial, denominado entalhe dicrótico. Esta operação é, na realidade, um sistema de controlo do fluxo sanguíneo nas artérias, para que a pressão arterial elevada não danifique os vasos mais pequenos e os capilares.

Mas após um curto período de contração dos ventrículos (intervalo S a T), porque os ventrículos têm de descansar após a contração, a concentração de iões de sódio, potássio e cálcio nas cavidades dentro dos mióticos voltou ao normal, o que criou uma frente de onda que é um evento não chocante após o término do complexo QRS (chamado ponto J), que aparece no sinal de ECG, é chamado de onda T.

À medida que essa onda começa a se propagar, os ventrículos também começam a relaxar. Após o fim da despolarização ventricular, o relaxamento dos ventrículos provoca o corte da pressão exercida sobre as válvulas aórtica e pulmonar, pelo que estas se fecham e produzem a segunda bulha, mais curta e mais grave. Por outro lado, as válvulas mitral e tricúspide, que são influenciadas pela pressão sanguínea nos átrios, abrem-se na direção dos ventrículos devido à ausência de pressão sistólica, e os ventrículos enchem-se de sangue.

Eletricidade do coração

A contração de cada músculo está relacionada com alterações eléctricas chamadas despolarização, e estas alterações podem ser detectadas utilizando eléctrodos que são fixados à superfície do corpo. Uma vez que isto mede o efeito da contração muscular ativa, as alterações relacionadas com a contração do músculo cardíaco serão reveladas quando o doente está completamente em repouso e nenhum músculo esquelético se está a contrair. O coração é constituído por quatro câmaras, designadas por ventrículo esquerdo, ventrículo direito, aurícula esquerda e aurícula direita, mas, do ponto de vista elétrico, pode assumir-se que o coração é constituído por duas partes, porque primeiro as duas aurículas se contraem em conjunto e, depois, os ventrículos contraem-se em conjunto.

A descarga da carga eléctrica de cada ciclo cardíaco começa naturalmente a partir de uma parte especial na aurícula direita chamada nó sinoatrial (Nó Sinoatrial-SA). De seguida, a onda de despolarização propaga-se no interior das aurículas através das fibras do músculo auricular. Quando a despolarização se propaga para outra área especial na aurícula chamada Nó Atrioventricular-AV, ocorre um atraso. Após o tempo de atraso ter passado, a descarga da carga eléctrica move-se muito rapidamente, em direção ao fundo do tecido condutor, através de um caminho único, chamado feixe de His, que se divide em dois ramos esquerdo e direito na membrana entre os ventrículos. Este continua a mover-se. O ramo esquerdo divide-se em duas partes. Entre a massa do músculo ventricular, a condução propaga-se mais lentamente e a referida propagação espalha-se num tecido especial chamado fibras de Purkinje.

Ritmo do coração

O ciclo cardíaco começa normalmente no nódulo SA, mas a ativação do coração é por vezes feita noutras posições que não o nódulo SA. A palavra ritmo é uma referência à parte do coração que controla a sequência dos impulsos do coração. O ritmo cardíaco normal, em que a ativação começa no nódulo SA, é designado por ritmo sinusal.

Forma do ECG

A massa do músculo auricular é pequena quando comparada com a massa do músculo ventricular, pelo que as alterações eléctricas associadas à contração dos átrios serão menores. Na onda do ECG, a contração das aurículas é designada por onda P. A massa ventricular é grande e, por isso, após a onda P, observam-se grandes alterações no ECG durante a despolarização dos ventrículos. Essas alterações são chamadas de complexos QRS. A onda T no ECG indica o retorno da massa ventricular ao estado elétrico de repouso (repolarização). A figura (7) mostra um ECG normal. As letras P, Q, R, S e T foram escolhidas arbitrariamente nos primeiros dias da história do ECG, as alterações de P, Q, R, S e T são todas chamadas de ondas; as ondas Q, R e S juntas formam um conjunto e o intervalo entre a onda S e a onda T é chamado de segmento ST.

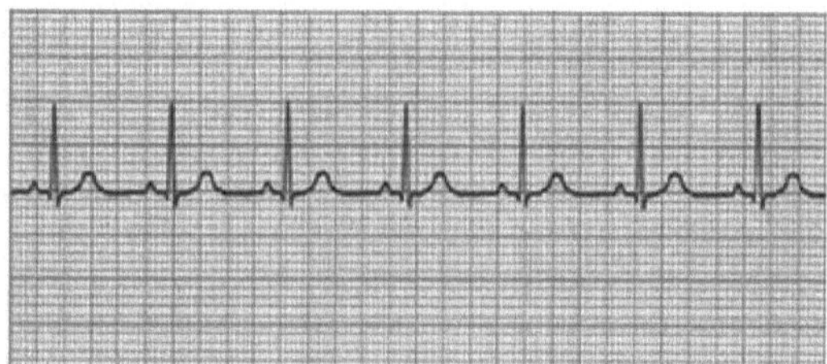

Figura 7. Um exemplo de um ECG normal.

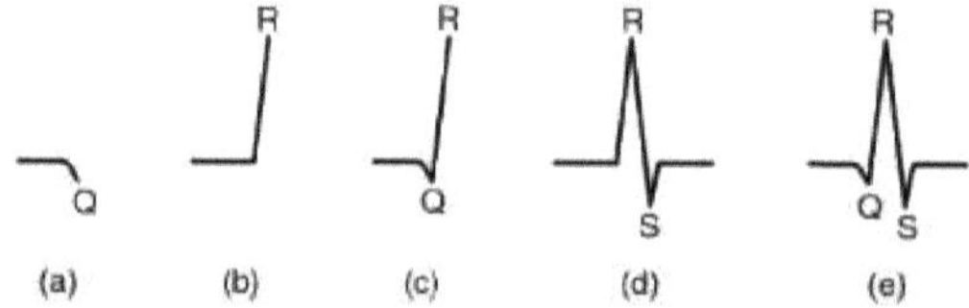

Figura 8. A forma das diferentes partes do complexo QRS. (a) Onda Q, (b, c) Onda R e (e, d) Onda S

Na figura (8) são mostradas diferentes partes do grupo QRS. Se a alteração inicial for descendente, é designada por onda Q. Uma mudança para cima é chamada de onda R. É de salientar que a alteração ascendente produz a onda R, quer seja uma onda Q ou não. Após a onda R, qualquer alteração que se situe abaixo da linha de base da onda do ECG é designada por onda S. Mais uma vez, deve notar-se que a presença ou ausência da onda Q não tem qualquer efeito na definição da onda S.

Tempos e velocidades

Em geral, as máquinas de registo de ECG registam as alterações da atividade eléctrica desenhando uma sequência numa tira de papel. Todas as máquinas de ECG funcionam a uma velocidade padrão e consomem papel com quadrados de tamanho padrão. Cada quadrado grande (5 mm) representa 0,20 segundos (s) ou 200 milissegundos (ms), pelo que cada 5 quadrados grandes representam um segundo e cada 300 quadrados grandes representam um minuto. Assim, um evento no ECG, como um grupo QRS que ocorre num quadrado grande,^{30} $_{\circ}{}^{min}$

ocorrerá a uma taxa (figura 9).

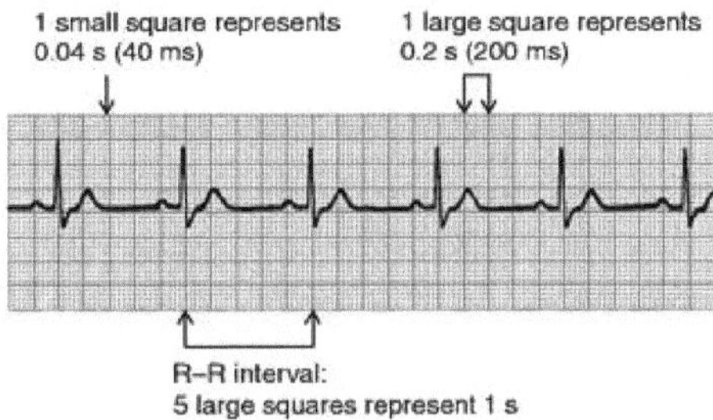

Figura 9. A relação entre os quadrados no papel de ECG e o tempo. Aqui há um complexo QRS a cada segundo, pelo que a frequência cardíaca é igual a 60 batimentos/minuto.

Tal como o comprimento do papel entre as ondas R indica a frequência do batimento cardíaco, a distância entre as diferentes partes do grupo de ondas P-QRS-T indica o tempo necessário para que a descarga de carga eléctrica chegue a diferentes partes do coração. O intervalo PR é medido desde o início da onda P até ao início do complexo QRS, e é o tempo que o estímulo demora a propagar-se do nódulo SA através do músculo da aurícula e do nódulo AV até à base do feixe de His e dentro do músculo ventricular.

O intervalo PR normal tem uma duração de 0,12 a 0,2 segundos (120 a 200 milissegundos), que é mostrado por 3 a 5 pequenos quadrados (figura (2-5)). Se o intervalo PR for muito curto, ou a aurícula está despolarizada perto do nódulo AV ou existe uma condução rápida anormal das aurículas para os ventrículos. A continuidade do grupo QRS indica o tempo que o impulso leva para se propagar nos ventrículos. A continuidade do complexo QRS é normalmente de 0,12s (120ms), o que é mostrado por 3 pequenos quadrados ou menos, mas se ocorrerem efeitos anormais na condução, o QRS será mais contínuo.

Registo e manutenção de ECG

A palavra "eletrodo" tem dois significados diferentes, que devem ser interpretados de acordo com o uso. Por vezes, a palavra "eletrodo" refere-se ao pedaço de fio que liga o paciente à máquina de registo de ECG. Mas o significado correto de derivação é uma imagem eléctrica do coração. O sinal elétrico relacionado com o coração é detectado na superfície do corpo através de 5 eléctrodos que estão ligados ao aparelho de ECG por meio de fios. Um elétrodo é ligado a cada membro e um elétrodo é ligado à parte da frente do tórax por sucção e é movido para diferentes posições. É essencial um bom contacto elétrico entre os eléctrodos e a pele. Se a pele for muito peluda, é necessário remover o excesso de pêlos.

O registador de ECG compara a atividade eléctrica medida em diferentes eléctrodos e a imagem eléctrica obtida é designada por derivação. Por exemplo, quando o registador é colocado na derivação I, é feita uma comparação entre os eventos eléctricos registados pelos eléctrodos ligados aos braços esquerdo e direito. Cada derivação dá uma imagem diferente da atividade eléctrica do coração, pelo que cada derivação representa um padrão diferente de ECG. Especificamente, cada padrão de ECG deve ser nomeado e indicado como "derivação...", mas muitas vezes a palavra derivação é omitida nas conversas. Não é necessário recordar quais os eléctrodos utilizados numa derivação, mas é necessário saber se os eléctrodos estão corretamente colocados. Os fios dos aparelhos de registo de ECG têm títulos: Os fios ligados ao braço direito, ao braço esquerdo, à perna direita e à perna esquerda são designados por LL-RL-LA-RA, por ordem.

ECG com 12 derivações (ECG de 12 derivações)

A interpretação do ECG é uma tarefa simples, se nos lembrarmos das direcções a partir das quais as diferentes derivações conduzem ao coração. 6 As derivações padrão, que são registadas a partir dos eléctrodos ligados aos órgãos, podem ser imaginadas como a direção em que se olha para o coração num plano vertical (ou seja, a partir das axilas ou das pernas), (figura 10).

As derivações I, II e VL observam a superfície lateral esquerda do coração, as derivações III e VF observam a superfície inferior e a derivação VR observa a aurícula direita. As derivações em V são ligadas à parede torácica por meio de eléctrodos de sucção e a informação é recolhida a partir de 6 posições do quarto e quinto espaços intercostais (figura 11).

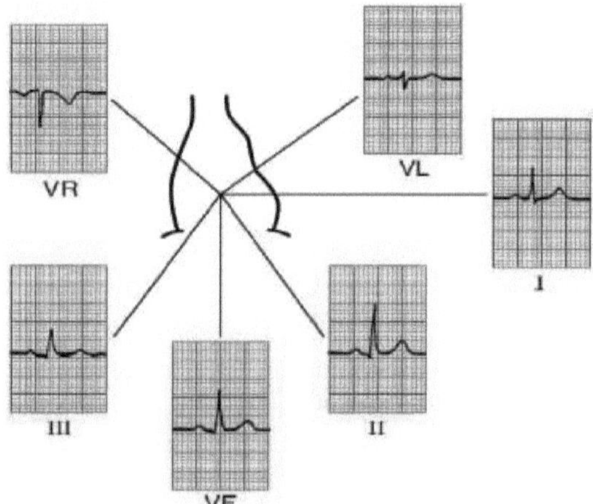

Figura 10. Padrões de ECG em 6 derivações padrão.

Seis derivações em V estão viradas para o coração num plano horizontal a partir da frente e do lado esquerdo. As derivações V1 e V2 observam o ventrículo direito, as V3 e V4 observam a camada entre os ventrículos e a parede primária do ventrículo esquerdo, e as derivações V5 e V6 observam as paredes primária e lateral do ventrículo esquerdo. Tal como as derivações dos membros, as derivações torácicas apresentam um padrão de ECG. Em cada derivação, o padrão obtido é caraterístico e semelhante em diferentes indivíduos com corações normais.

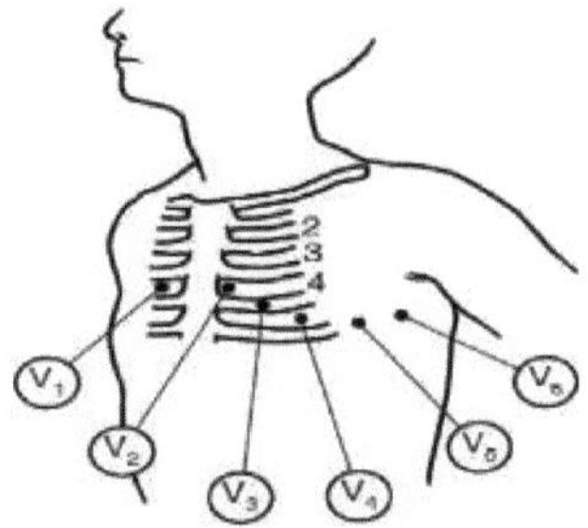

Figura 11. Posicionamento dos eléctrodos torácicos em V e numeração dos espaços entre as costelas.

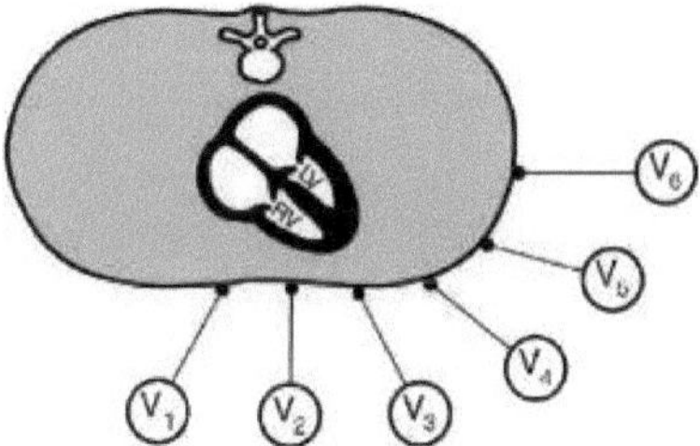

Figura 12. A relação entre o V de 6 derivações e o coração.

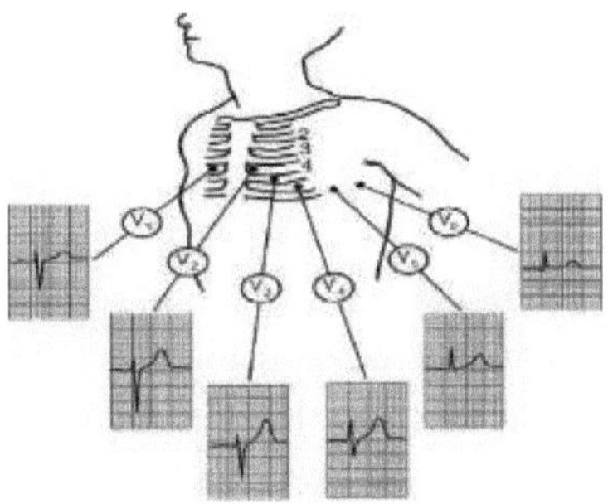

Figura 13. Padrões de ECG nas derivações V.

Complexo QRS em derivações de órgãos

O funcionamento do aparelho de ECG é tal que, quando uma onda de despolarização se desloca em direção a uma derivação, o estilete desloca-se para cima e quando a onda se espalha para fora da derivação. O estilete desloca-se para baixo, figura (14).

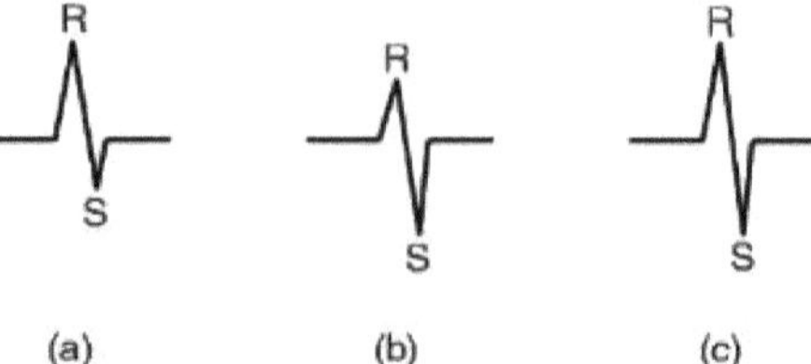

Figura 14. Despolarização e forma do complexo QRS. A despolarização move-se: (a) em direção ao eletrodo, (b) em direção ao exterior do eletrodo e (c) em ângulo reto com o eletrodo

A despolarização propaga-se pelo coração em várias direcções simultaneamente. No entanto, a forma do complexo QRS mostra a direção da propagação da onda de despolarização nos ventrículos. Se o complexo QRS for decisivamente ascendente, ou positivo (ou seja, a onda R é maior do que a onda S), a despolarização está a mover-se na direção do eletrodo. Se o grupo QRS é decisivamente descendente, ou negativo (ou seja, a onda S é maior do que a onda R), a despolarização move-se para fora do eletrodo. Se a onda de deslocamento se move verticalmente em direção ao eletrodo, a onda S e a onda R terão o mesmo tamanho.

A fim de ajudar e prevenir as doenças cardiovasculares, a modelação matemática do coração tornou-se um domínio importante para os investigadores. Com base neste facto, tem sido feita muita investigação sobre o coração e os seus componentes. São utilizadas ferramentas computacionais para construir modelos de doentes cardiovasculares específicos com base em dados de tomografia computorizada e de ressonância magnética, que podem ser utilizados como uma ajuda para criar um modelo de tratamento diferente para doentes específicos. Foi criado um modelo de vasos sanguíneos e o fluxo sanguíneo no seu interior foi utilizado para estudar a dinâmica dos fluidos em doentes cardíacos. O modelo da superfície do coração humano é feito para estudar a mecânica dos fluidos no interior do coração.

Hunter estudou as propriedades mecânicas do coração através da modelação do coração de porco. Ao construir um modelo de volume para o coração humano com base num modelo muito angular na Escola de Medicina de Nova Iorque, Mooney forneceu um modelo tridimensional preciso em tempo real do gráfico do eletrocardiograma.

Shi et al apresentaram um novo modelo com parâmetros específicos para a dinâmica cardiovascular. Esta proposta inclui um novo modelo de dinâmica das válvulas cardíacas, que está integrado no modelo geral do coração de quatro câmaras e nos circuitos sistémico e pulmonar. Na modelação dinâmica das válvulas cardíacas, foram testados diferentes factores que afectam o movimento das válvulas e foram obtidas as equações diferenciais que regem o movimento das válvulas cardíacas.

O modelo da válvula cardíaca inclui os efeitos da pressão sanguínea, da fricção dos tecidos e do fluxo sanguíneo. Este modelo também sugeriu as aplicações desta simulação em condições saudáveis e em algumas condições patológicas, como a estenose das válvulas aórtica e mitral. Os resultados desta simulação coincidem bem com as referências e enciclopédias cardíacas. Van Loon e os seus colegas investigaram o modelo de interação fluido-sólido com contacto sólido-sólido para válvulas cardíacas. Foi proposto um método de cálculo para locais onde as interações fluido-sólido são combinadas com o contacto sólido-sólido.

Esta combinação é especialmente importante para examinar a dinâmica e o impacto das válvulas cardíacas. A equação de Navier-Stokes baseada na visão Euleriana é acoplada ao novo modelo sólido de Hooke baseado na descrição Lagrangiana. Utilizando o facto de não haver necessidade de adaptar a malha entre o fluido e o sólido, foi demonstrado que este modelo (modelo de interação fluido-sólido) pode ser alargado com o algoritmo de contacto sem introduzir dificuldades de malha perto da superfície.

A modelação da interação de um sólido deformável com uma superfície sólida rígida não é muito diferente da modelação da interação entre um fluido e um sólido. A principal diferença é que o fenómeno de contacto é temporário, enquanto que se assume que o sólido e o fluido interagem continuamente um com o outro.

O modelo de interação fluido-sólido é cada vez mais utilizado em aplicações de engenharia médica, e um campo altamente discutível relacionado com o modelo acima referido no corpo humano é o das válvulas cardíacas. A maioria dos estudos tem incidido sobre as válvulas mitral e aórtica. Esta atenção à válvula mitral é importante porque o amolecimento da válvula mitral é uma doença muito comum nos seres humanos. Assim, em média, 35% das pessoas têm esta doença. Carmody e os seus colegas estudaram a simulação da interação fluido-sólido na válvula aórtica. Foram utilizados dois modelos de elementos finitos para estudar a interação do fluxo de fluido com a função da válvula aórtica.

Foi utilizado um modelo 3D do ventrículo esquerdo com deslocamento da parede, a fim de gerar dados para o perfil de velocidade espaço-temporal na válvula aórtica. Esses dados foram usados como condições de carga de entrada no modelo 3D da válvula aórtica e seus arredores. Em ambos os modelos, a interação fluido-sólido da vesícula cardíaca é considerada dinâmica e suave. A válvula aórtica é essencialmente simétrica sob a ação do fluido. Por conseguinte, a diferença de pressão através da camada da válvula é relativamente uniforme. Wiegmond e os seus colegas investigaram o efeito do encerramento dos ramos do feixe no débito cardíaco. De acordo com esta revisão, o coração é uma bomba de fluido controlada eletricamente que funciona através de contracções mecânicas. A simulação de todo o coração, que inclui a simulação mecânica, eléctrica e de fluidos, é uma tarefa computacionalmente difícil. Estas funções incluem numerosos mecanismos de feedback a muitos níveis e funções a diferentes escalas em diferentes níveis.

A compreensão destas interações é essencial para um conhecimento profundo da função cardíaca. Nesta investigação, o autor desenvolveu uma estrutura para um modelo eletromecânico-fluídico do coração baseado em métodos de cabos (nestes métodos, as fibras dos músculos do coração são consideradas como cabos que se estendem desde as válvulas cardíacas até à ponta do ápice do coração, de tal forma que uma série de superfícies cónicas é causada por estes cabos em todo o coração). Este modelo consiste em ligar as aurículas, os ventrículos e as válvulas em funcionamento com saliências musculares.

O efeito da propagação do bloqueio de ramo direito e esquerdo no débito cardíaco é uma das aplicações testadas do modelo de cabo. Os resultados desta investigação foram comparados com os fenómenos clínicos observados e obteve-se uma boa concordância, mas para a descrição completa dos comportamentos, é necessário o acoplamento de eventos mecânicos e eléctricos. Alishahi investigou a simulação do fluxo sanguíneo num vaso flexível ocluído. Nesta investigação, o fluxo sanguíneo instável e o comportamento das paredes arteriais são modelados para a geometria real da aorta abdominal e dos ramos das pernas em diferentes estados. O sangue é considerado não-compressível, não-newtoniano e viscoso, e o tecido sólido da parede é considerado um material homogéneo, elástico e isotrópico.

Uma caraterística valiosa do sistema vascular é a capacidade de dilatar todos os vasos sanguíneos. Se não houvesse dilatação dos vasos sanguíneos, o fluxo sanguíneo nos tecidos far-se-ia apenas durante a sístole cardíaca e não haveria fluxo sanguíneo durante a diástole cardíaca (Hall e Guyton). A geometria real é obtida a partir de imagens de tomografia computorizada. A interação dos campos sólido-fluido foi investigada com base nestas imagens reais.

A resolução do fluxo de fluido e a alteração da forma das paredes foram efectuadas simultaneamente por dois programas informáticos de mecânica computacional. Para uma aorta saudável, assumindo paredes flexíveis, os resultados calculados concordam com os resultados medidos num corpo humano

saudável. Do ponto de vista biomecânico, a parede das artérias é viscoelástica. Para estes materiais, a deformação causada pela tensão depende tanto da quantidade de tensão como da taxa de tensão. Estes materiais têm uma propriedade sólida elástica contra a aplicação lenta de tensão e actuam como um fluido viscoso no estado oposto. O valor do módulo de Young para a parede do vaso é de 1,2 x 10^6 , o rácio de Poisson é de 0,4998 e a densidade é de 1121 kg/m^3 . Além disso, foi utilizado o modelo de potência para modelar o fluido sanguíneo.
Sajjadi investigou a simulação geométrica do coração a bater. Nesta investigação, foi simulado um coração a bater utilizando imagens de TAC. Ao examinar as 21 fases do eletrocardiograma, foram determinados os volumes máximo e mínimo dos ventrículos. Estes resultados foram comparados com diferentes referências, incluindo: os valores obtidos a partir do dispositivo de angiografia por TAC; esta comparação confirma a normalidade dos resultados. Nesta tese, o campo de fluxo sanguíneo foi calculado em vários estados específicos do coração e em limites fixos com a ajuda de software de dinâmica de fluidos, em que o sangue é assumido como um fluido newtoniano e incompressível com viscosidade constante.
É de referir que, nesta simulação, a presença de válvulas cardíacas foi negligenciada. Isto significa que se assume que o fluxo é completamente estável e que a presença de alterações de pressão na entrada é negligenciada. É proposto um modelo simples devido à necessidade de um menor volume de cálculo e de um menor número de redes.
Devido ao menor número de grelhas, este modelo simples pode ser utilizado para investigar a função cardíaca e resolver o escoamento de fluidos com um tempo de computação mais curto. Neste modelo simples do coração perfeito, de modo a que o volume dos átrios e ventrículos do modelo principal do coração e do modelo simplificado e a quantidade de saída sejam iguais, foram comparados os resultados do campo de fluxo do modelo real e do campo de fluxo do modelo simples. A tensão de cisalhamento criada devido ao fluxo sanguíneo nos lados direito e esquerdo do coração foi investigada e verificou-se que a maior quantidade de tensão de cisalhamento ocorre nas áreas em que a área da secção transversal muda ou a área da secção transversal é menor em comparação com outras áreas.
A ocorrência de altas tensões nessas áreas pode causar problemas para a função cardíaca. Sem dúvida, a importância da utilização deste modelo simples na modelação do fluxo sanguíneo no coração com paredes flexíveis será dupla. Na investigação, foram utilizadas imagens médicas para reconstruir a geometria real do coração humano. Os aparelhos de ressonância magnética e de tomografia

computorizada são normalmente utilizados para a obtenção de imagens.

A divisão do coração nas suas câmaras é um pré-requisito para determinar a função do coração. Zheng e os seus colegas propuseram um sistema de segmentação automática das cavidades cardíacas. Duas tarefas intimamente relacionadas para o desenvolvimento de um tal sistema são:

1- Modelar o coração (fornecer a figura).

2- Um modelo automático adequado para volumes invisíveis (separação-segmentação). O coração é um órgão complexo e não rígido com várias cavidades e vasos importantes, pelo que é necessário um modelo flexível e preciso para representar as cavidades do coração com um pormenor aceitável.

No nível de quatro furos do modelo de malha, foram seguidos dois factores:

1- Exatidão da anatomia;

2- Facilidade de interpretação e deteção automática.

Partes importantes, como escotilhas e saliências, são claramente apresentadas neste modelo. Estas áreas muito importantes podem ser encontradas com base na orientação correta do método automático. Neste modelo, é fornecido um método robusto e eficaz para a separação automática das cavidades cardíacas na radiografia 3D do volume do coração.

A maioria dos trabalhos anteriores centra-se no ventrículo esquerdo. No entanto, o isolamento de todas as câmaras do coração pode ajudar a diagnosticar doenças noutras câmaras. Ao simular o coração, devemos considerar a simplicidade na edição. Nenhuma separação automática é perfeita e exacta e, em aplicações médicas, é necessária a edição por um médico.

Embora tenham sido propostas malhas de volume e de superfície para a simulação do coração, as malhas de superfície são mais populares para a deteção e isolamento de cavidades. A densidade da imagem no interior das câmaras do coração é a mesma. Observa-se frequentemente um grande salto quando se atravessa a fronteira entre o sangue e o tecido sólido, pelo que os limites das cavidades contêm muito mais informações do que o interior das cavidades, sendo também necessário um menor número de vértices para obter a malha de superfície do que as malhas de volume e, do mesmo modo, a visualização dessas malhas é mais simples. A representação da superfície é amplamente utilizada para modelos transformáveis.

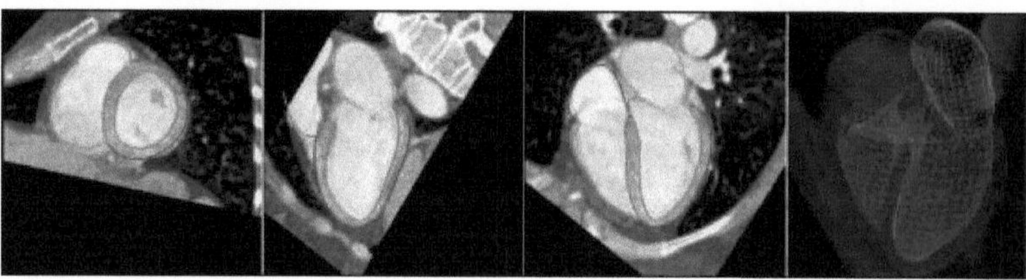

Figura 15. Separação completa das quatro câmaras do coração

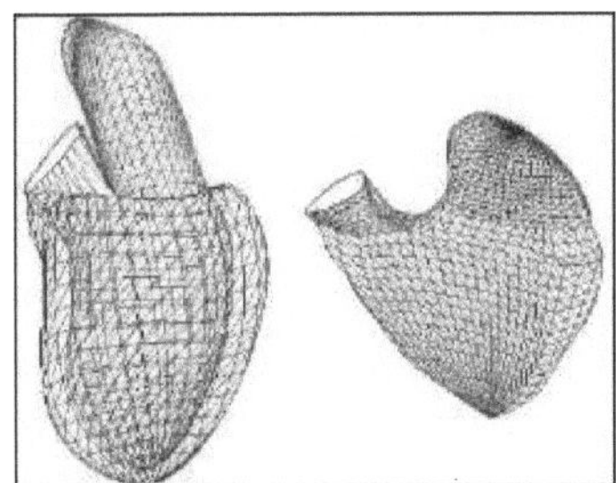

Figura 16. Modelo de superfície das cavidades cardíacas a) ventrículo direito e aurícula b) ventrículo esquerdo e aurícula

Long e os seus colegas investigaram a sensibilidade do campo de fluxo em função da direção do fluxo de entrada. Esta sensibilidade foi investigada tendo em conta as condições de fronteira. A investigação que tem sido efectuada utilizando técnicas de CFD para simular o fluxo sanguíneo no ventrículo esquerdo, cada uma delas tem representado o modelo real do ventrículo esquerdo. A investigação inicial para a simulação do fluxo sanguíneo no ventrículo esquerdo foi realizada nas décadas de 70 e 80 com a simulação unidimensional e bidimensional do fluxo sanguíneo com o objetivo de compreender o padrão do fluxo sanguíneo.

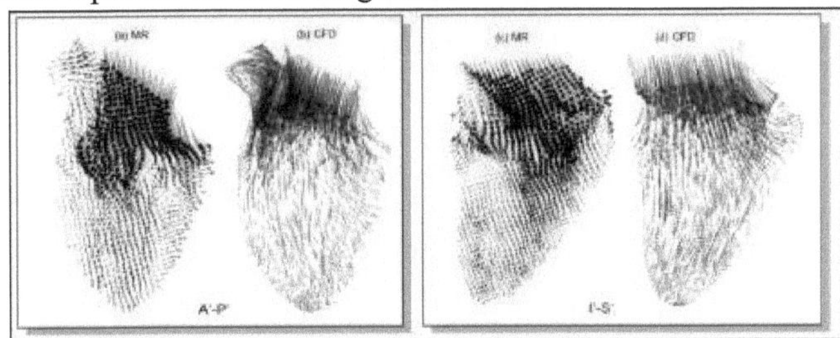

Figura 17. Comparação entre a simulação CFD e as imagens de velocidade por RM

Na pesquisa de Long e seus colegas, ao criar um modelo geométrico simples para o ventrículo esquerdo; Para modelar a válvula mitral, eles usaram uma placa oval com uma área de três centímetros quadrados para todas as fases. Este ecrã virtual é considerado na vizinhança desta válvula, de modo a não ser afetado pelos lábios da válvula mitral. Esta simulação foi efectuada utilizando o Ansys CFX e considerando o sangue como um fluido newtoniano, incompressível e com viscosidade constante. Sugere-se que, ao alterar o ângulo da direção do fluxo de entrada em menos de 5 graus, a localização do fluxo não se altera significativamente. Mas quando o fluxo muda 10 graus ou mais, a localização do campo de fluxo muda completamente.

Componentes que desempenham um papel muito sensível na simulação do fluxo no ventrículo:

1- Lábios da válvula mitral;

2- Ligação da aurícula esquerda ao ventrículo esquerdo e o percurso de entrada na simulação. Saber e os seus colegas utilizaram a combinação de CFD e MRI para desenvolver a simulação do fluxo sanguíneo nas cavidades cardíacas. As imagens de RMN foram utilizadas para criar o modelo geométrico e as técnicas de solução CFD foram utilizadas para resolver as equações de fluxo. Com uma precisão adequada, o modelo CFD analisou o fluxo e os vórtices num modelo tridimensional, bem como a contração e a expansão das paredes, mas existem muitas diferenças nas áreas das válvulas devido à falta de uma simulação precisa. Saber e seus colegas criaram o modelo geométrico desejado com 8 fases em cada ciclo cardíaco a partir de imagens de ressonância magnética e usando o software CMRTOOLS. Neste artigo, em vez de modelar as válvulas mitral e aórtica; considerando ambas num corte do coração no eixo curto; é utilizada de uma forma muito simples com dois orifícios, que é a principal limitação no modelo atual.

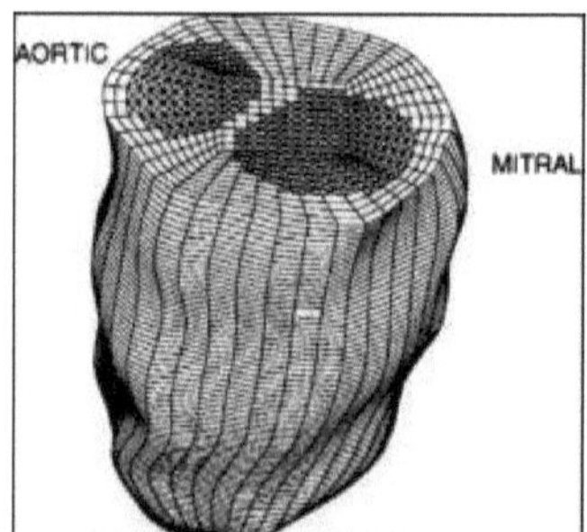

Figura 18. Orifícios utilizados para fornecer válvulas mitral e aórtica

Reconhece-se que, embora a válvula mitral tenha um desvio em relação à válvula aórtica, este desvio não é crítico, desde que haja apenas fluxo de saída através desta válvula. Nesta simulação, o sangue é considerado como um fluido newtoniano com viscosidade e densidade constantes. A válvula mitral é modelada com dm = 2,61 cm e com uma área de 5,36 cm^2 e a válvula aórtica com um diâmetro de 2,64 cm e uma área de 3,27 cm .^{2}

Em vez de escolher uma velocidade uniforme na válvula, foi utilizada uma pressão constante como condição de fronteira. Com esta seleção, é possível adaptar o escoamento à localização da entrada e adaptar um tipo de distribuição de velocidade à entrada da válvula.

Naturalmente, é evidente que esta condição está errada para os momentos em que ambas as válvulas estão fechadas, porque durante a contração e a expansão do volume fixo, as válvulas suportam uma pressão variável. Verifica-se que as caraterísticas do campo de fluxo interno na simulação numérica se repetem ao fim de quatro ciclos, mas no final da diástole, devido aos movimentos anulares, necessitam de pelo menos seis ciclos para atingir um processo de repetição estabilizado.

Existe um erro de 5 píxeis na determinação exacta da localização da superfície interna, o que representa cerca de 8 mm de erro por cada píxel de 1,56 mm, o que é uma grande fração da dimensão do eixo curto (eixo curto ao longo da secção do coração). Nesta simulação, o movimento de torção do ventrículo não é modelado, o que pode ser ignorado devido à pequenez deste movimento em comparação com o movimento geral do coração. Até agora, devido a limitações na simulação e à incapacidade de digitalizar o movimento das válvulas, não foi feita qualquer tentativa de as modelar. Em vez de modelar, cada válvula é modelada como aberta e fechada instantaneamente no início e no fim da abertura e do fecho. Por outras palavras, pode dizer-se que os factores que influenciam a perturbação (irregularidade) na simulação são:

1- Indecisão no desenho das realizações;
2- Movimentos provocados pela respiração;
3- Incapacidade de seguir a superfície tridimensional.

Saber e os seus colegas melhoraram o seu modelo anterior para uma melhor compreensão das áreas valvulares; acrescentaram uma parte da aurícula esquerda e da aorta ascendente ao modelo do ventrículo esquerdo. Assim, o domínio computacional inclui o ventrículo esquerdo, uma parte da aurícula esquerda e a aorta ascendente. Embora, devido à falta de transparência das imagens, não seja possível obter a localização exacta das válvulas e a localização dos lábios das válvulas, foi obtida uma representação adequada do anel da válvula e da sua localização e movimento.

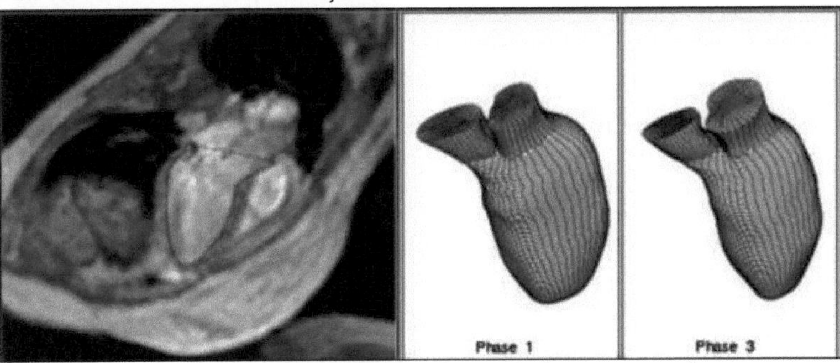

Figura 19. O modelo elaborado por Saber e seus colegas

As alterações na frequência cardíaca são normalmente acompanhadas por alterações na duração da diástole, sístole e alterações de velocidade. Durante a sístole, os resultados da simulação foram repetidos após quatro ciclos. Enquanto que no final da diástole, após seis ciclos, os resultados são repetidos e podem ser obtidos.

Comparação dos resultados numa das fases entre os resultados do CFD e da RM; Figura 2-6; Mostra que no pico da sístole, a velocidade medida é de 1,25 m/s em comparação com 1,57 m/s na simulação (a 30% da sístole). E da mesma forma, na diástole, a velocidade medida é de 0,5 m/s em contraste e quase uniforme em contraste com 0,42 na simulação (em meia diástole).

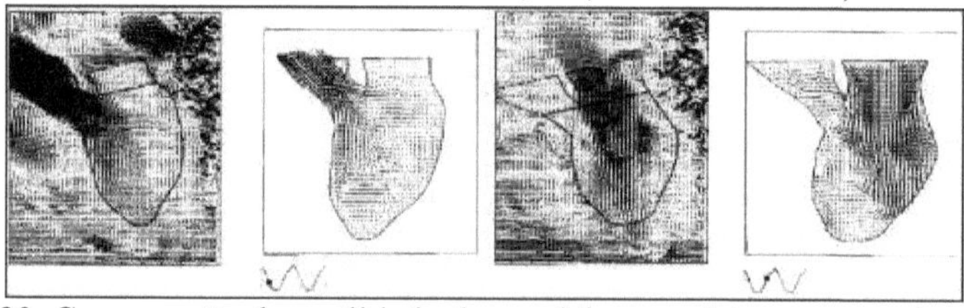

Figura 20. Comparação da qualidade do caudal no modelo computacional e na CMR

imagiologia

A área do anel da válvula mitral muda durante o ciclo. A mesma placa sobe e desce no recetor do anel valvar. Kim et al sugeriram que a presença dos lábios da válvula mitral causa o desenvolvimento de vórtices ventriculares, mas neste trabalho é mostrado que os vórtices se formam mesmo na ausência de lábios da válvula. Apesar dos modelos de fluxo de entrada, é demonstrado neste trabalho que a presença dos lábios da válvula não é necessária para criar um vórtice. Num coração saudável, a direção do fluxo de entrada na diástole é da válvula mitral em direção ao ápex e na sístole é em direção à aorta. Isto acontece enquanto o fluxo sanguíneo no coração doente é atraído para a parede posterior. Hoodsmith e os seus colegas tentaram fornecer uma base de dados muito completa das dimensões do ventrículo esquerdo, do ventrículo direito e da aurícula esquerda, que pode ser utilizada tanto em trabalhos clínicos como de investigação. Esta investigação foi efectuada em 108 voluntários saudáveis (63 homens e 45 mulheres).

> Os ventrículos esquerdo e direito dos homens são maiores em termos de dimensões do que os ventrículos esquerdo e direito das mulheres.

> Nos homens, com o aumento da idade, o volume e a massa dos ventrículos diminuem significativamente. Nas mulheres, o volume e as dimensões dos ventrículos não se alteram com o aumento da idade.

> A fração de ejeção dos ventrículos esquerdo e direito aumenta com a idade.

> Não há diferença na fração de ejeção da aurícula esquerda entre homens e mulheres.

> O volume do final da diástole do ventrículo esquerdo nos homens é de 160±29 ml, em comparação com 135±26 ml nas mulheres.

> O volume do final da sístole do ventrículo esquerdo nos homens é de 50±16 ml em comparação com 42±12 ml nas mulheres.

> O volume diastólico final do ventrículo direito nos homens é de 190±33 ml em comparação com 148±35 ml nas mulheres.

> O volume do final da sístole do ventrículo direito nos homens é de 78±20 ml em comparação com 58±18 ml nas mulheres.

> A densidade específica da massa interna do coração é de 1,05 g/cm^3.

> A fração de ejeção do ventrículo esquerdo é praticamente a mesma em homens e mulheres. Mas a fração de ejeção do ventrículo direito é 7% maior nas mulheres.

> Os volumes do final da sístole e do curso da aurícula esquerda são muito mais elevados nos homens do que nas mulheres.

> A massa do ventrículo esquerdo nos homens é 22% e a massa do ventrículo direito nos homens é 15% superior à massa do ventrículo esquerdo e do ventrículo direito nas mulheres, respetivamente.

> Cerca de 15% do final da diástole e do final da sístole para o ventrículo esquerdo e cerca de 25% para o ventrículo direito são menores nas mulheres do que nos homens.

	Mean ± SD (n = 108)
Age (years)	38 ± 12
Heart Rate (bpm)	65 ± 10
Systolic blood pressure (mmHg)	123 ± 17
Diastolic blood pressure (mmHg)	81 ± 16

Figura 21. Caraterísticas do coração de voluntários saudáveis

Long e os seus colegas estudaram os padrões de fluxo no ventrículo esquerdo, estudando seis pessoas e utilizando imagens de ressonância magnética e técnicas de resolução CFD. Neste estudo, é demonstrado que, durante a diástole, o fluxo de entrada da válvula mitral se desloca quase diretamente para o ápex e, após percorrer 2,3 do caminho, o fluxo desloca-se para o ápex com uma alteração do movimento rotacional.

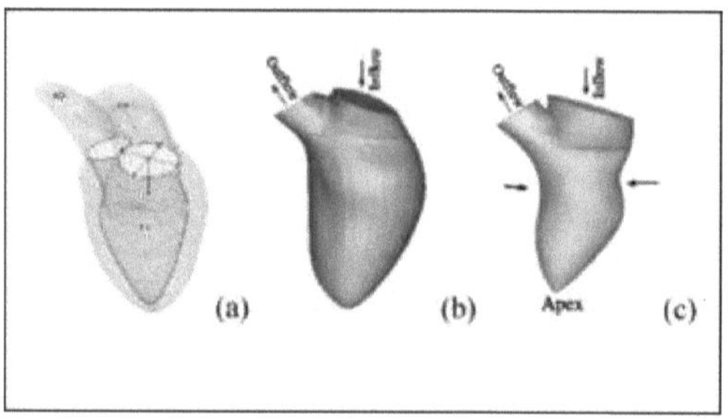

Figura 22. (a) Estrutura tridimensional do ventrículo esquerdo (b) Vista póstero-anterior no final da diástole (c) Vista póstero-anterior no final da sístole

No final da diástole, quando o fluxo entra no ventrículo a uma velocidade muito menor, formam-se vórtices de ambos os lados da entrada no plano antero-posterior que passa pela válvula mitral e pela aorta. Um vórtice anti-horário aparece no plano superior-inferior. O sangue é modelado como um fluido Newtoniano, incompressível, com uma viscosidade de 0,004 pas.

A simulação é iniciada a partir do início da sístole com pressão zero na válvula aórtica e assumindo uma parede não deslizante para a válvula mitral. Devido às limitações da anatomia das válvulas mitral e aórtica, estas não são modeladas. A combinação da velocidade e da pressão é utilizada como condição de fronteira.

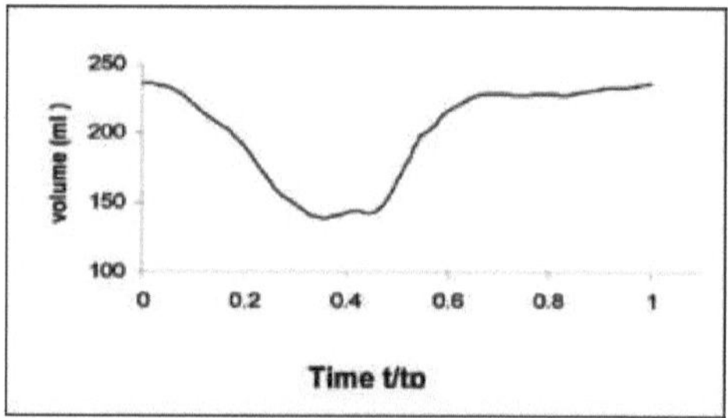

Figura 23. Variação do volume do ventrículo esquerdo ao longo do tempo a partir do início da sístole.

A direção do fluxo depende principalmente da direção do influxo através da válvula mitral, que é considerada como parte da condição de fronteira. Em apenas 1,3 do tempo da diástole, é atingido aproximadamente o volume diastólico final. Na sístole, o fluxo move-se em direção à válvula aórtica e sai dela. Este fluxo circular começa no início da sístole e continua até ao seu final.

Khalafund e os seus colegas investigaram o fluxo sanguíneo no ventrículo esquerdo em três doentes e três indivíduos normais. Depois de as imagens de RM terem sido obtidas e introduzidas no software CMR-tools, foi determinada manualmente uma fronteira para o ventrículo esquerdo. Para este ventrículo modelado em 2D, o fluido sanguíneo foi assumido como newtoniano e viscoso. Neste estudo, o movimento das válvulas foi ignorado e apenas de acordo com a fase investigada, a entrada (válvula mitral) ou saída (válvula aórtica) foi assumida como completamente aberta ou completamente fechada. Uma vez que é muito difícil visualizar o fluxo pulsátil tridimensional juntamente com o movimento do diafragma, será natural que as linhas de fluxo neste modelo bidimensional sejam diferentes do fluxo real no ventrículo, mas pode ser usado como uma compreensão básica do funcionamento do ventrículo.

A condição de fronteira aplicada à entrada e à saída no campo computacional é a velocidade uniforme. Fluido sanguíneo newtoniano com uma viscosidade constante de 0,00348. Pascal- segundo e a densidade é assumida como sendo 1050 kg/m^3 . Os resultados deste estudo mostram que, para amostras normais, o volume médio para o final da diástole e o final da sístole é de 122,27±16,09 e 37,27±6,36 ml, respetivamente, e a fração de ejeção é de 69,33±5. 6,5% para amostras de doentes.

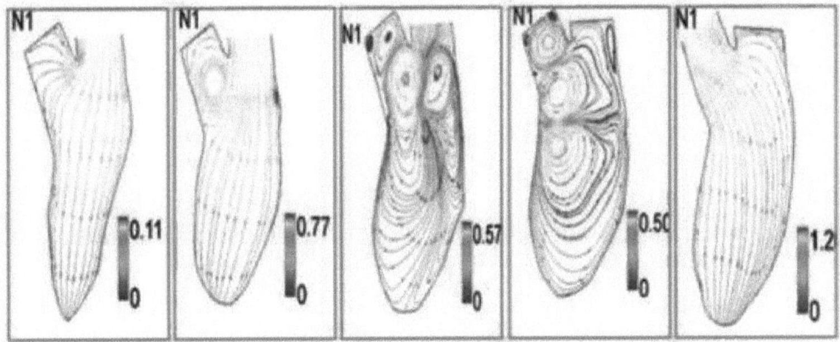

Figura 24. Vistas da linha de fluxo em diferentes fases

Os resultados da simulação da interação entre o fluxo sanguíneo e o tecido cardíaco podem ser utilizados em aplicações médicas. Cheng e os seus colegas investigaram a possibilidade de cálculo tridimensional da interação da estrutura do fluido durante a fase de enchimento do ventrículo esquerdo do coração. Nesta simulação, a geometria sólida é modelada sob a forma de uma parede fina, em que a espessura da parede do ventrículo é de 0,2 cm na parte inferior do ventrículo e de 0,15 cm na parte superior.

Assume-se que a parede é homogénea e isotrópica, mas as variações não lineares da elasticidade são tidas em conta através da introdução da variável temporal do módulo de Young. Por uma questão de simplificação, a presença de válvulas foi negligenciada e o fluxo de entrada através da válvula mitral foi assumido como uniforme e o ventrículo esquerdo é simétrico, tendo sido resolvida apenas metade do mesmo. O fluido sanguíneo newtoniano com viscosidade constante é incluído. A relação entre pressão-volume durante a fase de enchimento, a distribuição da velocidade e da pressão e os padrões de fluxo e vórtices foram investigados.

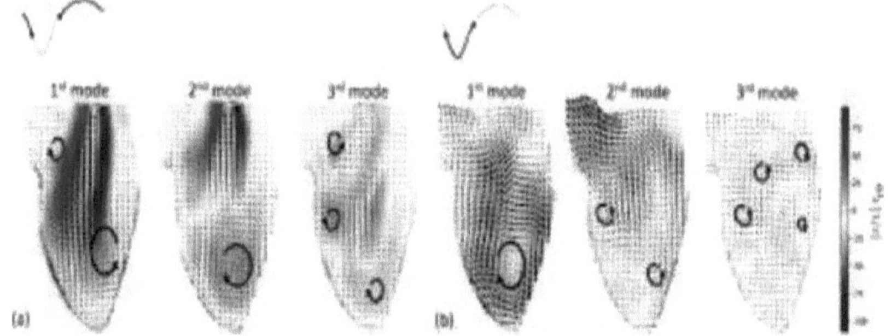

Figura 25. Diagrama das alterações de tensão no plano z=0

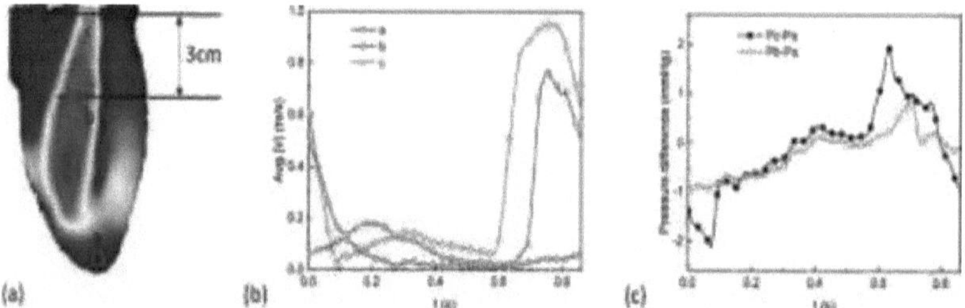

Figura 26. Diagrama do campo de escoamento no plano de simetria z=0

A simulação do fluxo no coração com interação fluido-estrutura requer pelo menos três coisas para ser razoavelmente aceitável:

> O software do solucionador de sólidos deve ser capaz de descrever caraterísticas como a não homogeneidade e a não linearidade da parede.

> O código CFD deve ser capaz de efetuar grandes deformações e também de modificar a rede da malha em cada passo.

> O algoritmo de acoplamento de fluidos e sólidos deve ser capaz de acoplar e convergir corretamente.

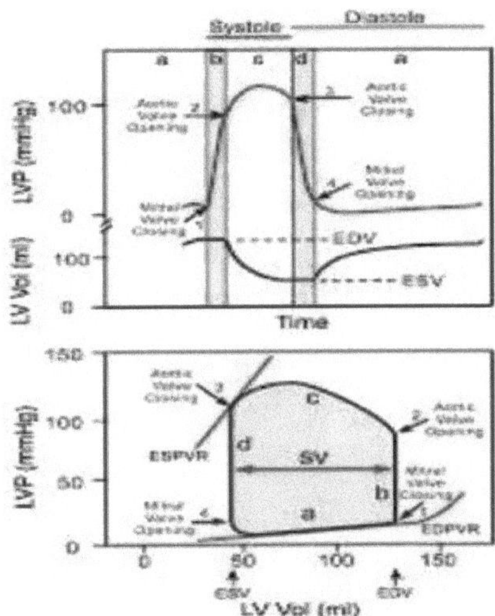

Figura 27. Alterações de pressão-volume durante o ciclo cardíaco

A fase de enchimento é a parte mais importante das quatro fases do ciclo cardíaco, porque o volume sistólico é calculado nesta fase. Além disso, a distribuição da pressão ventricular e o histórico da velocidade de fluxo que passa pela válvula mitral são verificados para verificar o funcionamento do coração nesta fase. O diagrama de velocidade de fluxo através da válvula mitral tem dois picos. O primeiro pico é causado pela expansão do ventrículo (Enchimento Precoce - Onda E) e o segundo pico é causado pela contração do átrio (Onda Atrial - Onda A).

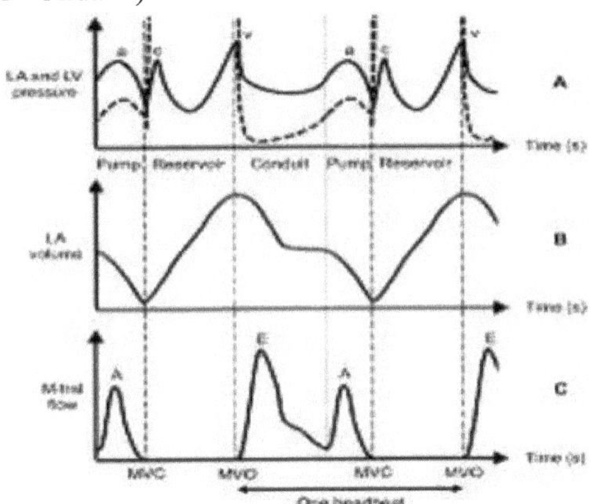

Figura 28. Diagrama das alterações de velocidade na válvula mitral e das alterações de pressão no ventrículo

A fase de enchimento pode ser dividida em três subfases:

> Enchimento rápido causado pela expansão ventricular;

> Enchimento lento (distensão do ventrículo);

> Contração do átrio.

No início da fase de enchimento, o volume da cavidade ventricular é de 41,8 ml a uma pressão de 5,3 mm Hg. No final da fase de enchimento, o volume da cavidade ventricular é de 122,3 ml a uma pressão de 10,50 mm Hg. A pressão mais baixa é de 2,34 mm Hg num volume de 59 ml. O volume sistólico é de 80,5 ml, o que indica uma grande mudança na forma do ventrículo esquerdo e do coração. Uma vez que a velocidade é relativamente baixa (v<1m/s) e o fluxo vertical através da válvula mitral não está completamente desenvolvido, o fluxo é assumido como laminar.

Os recentes avanços na tecnologia de imagiologia médica e nas técnicas de simulação computacional tornaram possível a construção de modelos computacionais dos ventrículos como uma alternativa viável à cirurgia e a experiências frequentemente arriscadas. Tang e colegas analisaram os aspectos da recolha de dados, seleção e construção de modelos, caraterísticas dos tecidos, estrutura ventricular, condições de pressão, validação de modelos e métodos de cirurgia virtual. Os resultados de um estudo de caso de imagens de CMR, a estrutura dos ventrículos direito e esquerdo e a sua composição, bem como a interação fluido-sólido, foram examinados.

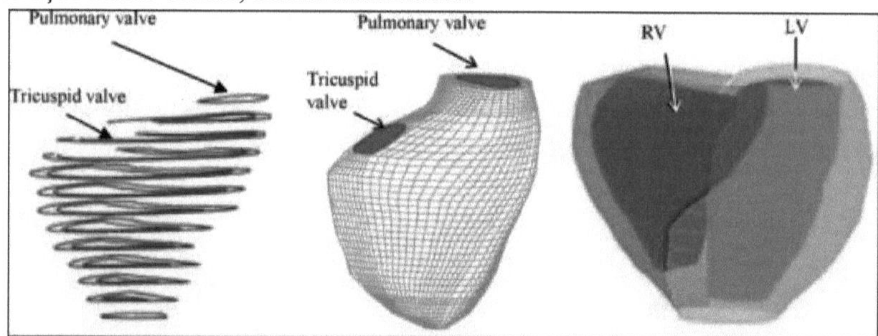

Figura 29. Esquema de fabrico de um modelo do ventrículo direito

A simulação ventricular é um desafio porque:

> A geometria do ventrículo é complexa.

> O movimento do coração é complexo e inclui: contração e expansão, grande deformação e forte interação fluido-sólido.

> As propriedades mecânicas do miocárdio são complexas.

> O ventrículo tem uma parede complexa com várias camadas.

> O movimento das válvulas é complexo.

> A recolha de dados em condições in vivo é muito difícil e quase impossível.

Na primeira categoria de informações necessárias, temos de ser capazes de conceber uma geometria adequada do ventrículo e também de identificar a localização da válvula em diferentes fases do ciclo cardíaco (para que possamos compreender corretamente a entrada e a saída do campo computacional). Na segunda categoria de informação, devemos ser capazes de compreender corretamente as propriedades mecânicas do tecido (propriedades activas e passivas do tecido), bem como a orientação do tecido e a estrutura multi-camadas da parede do coração. Na terceira categoria, as caraterísticas do campo de fluxo devem ser; Condições de fronteira. No momento da construção de modelos de ventrículos para manipulação em cirurgia TOF ou outras aplicações médicas, deve ser entendido que estamos sob severas limitações, tais como: Principalmente limitações na recolha de dados em condições in vivo. Ao mesmo tempo, o modelo e as suas previsões precisam de ser validados. Antes de os seus resultados poderem ser utilizados na gestão cirúrgica e na otimização da cirurgia.

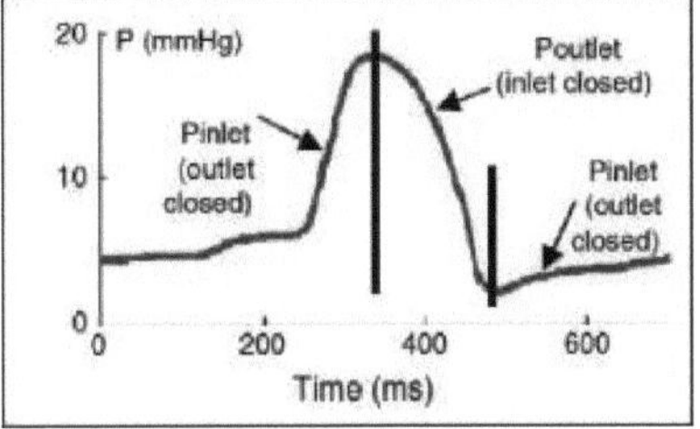

Figura 30. Alterações de pressão no ventrículo direito e o tempo de abertura e fecho das válvulas

Para simplificar o ciclo cardíaco, este é dividido em duas fases:

1. Fase de enchimento: Quando a válvula de entrada está aberta e o sangue flui para o ventrículo e a válvula de saída está fechada.

2. Fase de evacuação: Quando a válvula de entrada é fechada e o sangue sai através da válvula de saída.

Assume-se que o tecido cardíaco é hiperelástico, não isotrópico, quase incompressível e homogéneo.

A modelação da contração ativa é muito mais difícil, uma vez que não é possível medir a tensão num coração ativo. A contração-expansão do coração pode ser uma combinação de contração-expansão elástica passiva causada pela pressão sanguínea e contração-ativa causada pela contração-contração das fibras (tecidos neurais). A interação da estrutura do fluido desempenha um papel importante neste processo. Durante a fase de enchimento, os tecidos nervosos do ventrículo direito repousam e o aumento da pressão arterial diastólica provoca a expansão do ventrículo. Na fase de esvaziamento, o tecido ventricular endurece e este endurecimento aumenta a pressão ventricular para mais do que a pressão pulmonar e leva à abertura da válvula pulmonar. É difícil separar ativo/passivo, tensões/esforços nas funções médicas. Apesar deste problema, considerámos parâmetros de rigidez do material variáveis no tempo para modelar o endurecimento ventricular e a contração ativa. A Figura (31) mostra as alterações de tensão e deformação para o modelo ativo não isotrópico.

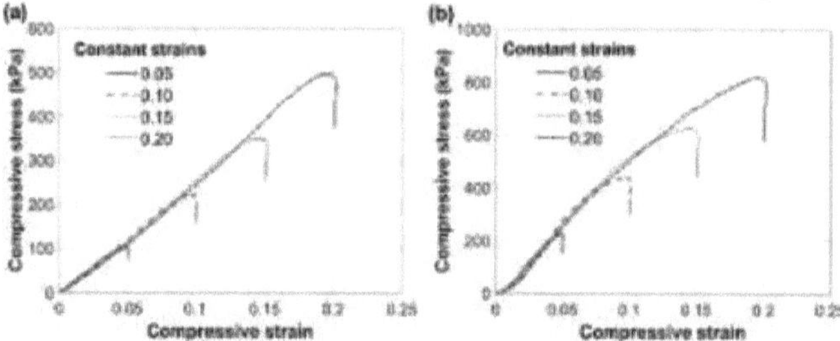

Figura 31. A) Diagrama de tensões e deformações para o modelo passivo isotrópico B) Diagrama de tensões e deformações para o modelo ativo não isotrópico

Foram efectuados vários estudos sobre o tecido cardíaco para determinar as propriedades mecânicas e identificar o tipo de material. Em geral, o tecido cardíaco é transversal e heterogéneo no estado inativo.

Também é considerada a distribuição das fibras no tecido fixo. No passado, tem havido um amplo debate sobre qual dos modelos viscoelástico, hiperelástico ou hipoelástico é a melhor expressão das caraterísticas do tecido cardíaco e qual o modelo que deve ser utilizado na simulação. No modelo hiperelástico, é utilizada a função de energia de deformação, que tem normalmente a forma de uma função exponencial ou polinomial em termos de deformações principais. O modelo hipoelástico é um modelo elástico não linear em que a função exponencial é utilizada para descrever o comportamento não linear do material nas relações tensão-deformação.

Ketnelsen e os seus colegas utilizaram a função de energia de deformação visco-hiperelástica para descrever as propriedades mecânicas do tecido cardíaco. Neste modelo, para além do comportamento elástico não linear, é também considerada a resposta do material em função do tempo. Humphrey utilizou funções de energia de deformação como Mooney-Rivelin e Ogden para modelar as propriedades hiperelásticas do tecido cardíaco. Para determinar os coeficientes de cada um dos modelos hiperelásticos, o comportamento mecânico do tecido cardíaco deve ser extraído através de ensaios experimentais em amostras de músculo cardíaco. Lanier e Fong efectuaram o primeiro ensaio uniaxial em pele de coelho.

Mostraram que a pele de coelho é ortotrópica e que existe uma relação não linear entre a tensão e a deformação. Apresentaram uma função de energia de deformação baseada na função de deformação de GreenLagrange. Demer e Humphrey utilizaram corações de cão para efetuar as suas experiências. A função de densidade de energia de deformação proposta por eles é uma função exponencial das deformações principais. Para obter os coeficientes do modelo visco-hiperelástico, para além dos diagramas tensão-deformação, são também necessários os resultados de ensaios dependentes do tempo, como o ensaio de deflexão de tensão.

Qaemi e os seus colegas efectuaram os seus estudos sobre o coração de uma vaca e propuseram um modelo hiperelástico para o mesmo, considerando o músculo cardíaco como uma cruz isotrópica. Um dos testes úteis para obter as propriedades dependentes do tempo dos tecidos moles é o teste de deflexão de tensão. A base dos ensaios de deflexão de tensão é colocar a amostra sob tensão, de modo a criar uma quantidade pré-determinada de tensão na mesma. Em seguida, a tensão é mantida constante a um determinado nível e as alterações de tensão ao longo do tempo são registadas. Nos ensaios de tensão do tecido cardíaco, a tensão diminui com o tempo.

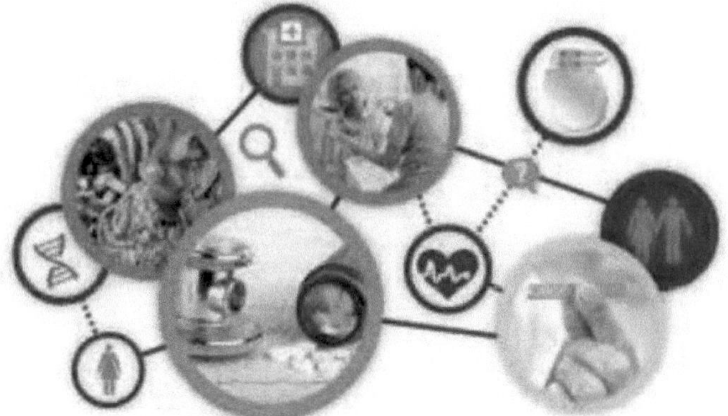

Figura 32. Procedimentos para diagnosticar e tratar doenças cardíacas

Capítulo II

Correção do movimento respiratório em imagens Gated SPECT do coração

Imagiologia médica

O diagnóstico da doença através da realização de exames físicos e da observação dos sintomas da doença é comum entre os médicos desde a antiguidade, tendo sido escritos inúmeros livros a este respeito. Mas com o aumento constante da população mundial e o aparecimento de doenças complexas, tornou-se difícil diagnosticar doenças e o diagnóstico tornou-se particularmente importante. Para o efeito, foram inventados e utilizados muitos métodos e aparelhos. A imagiologia de diferentes partes do corpo humano é um dos melhores métodos de diagnóstico utilizados até à data. A imagiologia tornou possível o diagnóstico atempado de doenças e levou à descoberta de muitas doenças e fenómenos raros e desconhecidos. Durante os últimos cem anos, a imagiologia médica registou um crescimento ascendente. Atualmente, são utilizados diferentes tipos de imagiologia para examinar os órgãos vitais do corpo. Existem vários tipos de imagiologia médica que podem ser divididos de acordo com a fonte utilizada para a obtenção de imagens.

Tomografia computorizada por raios X

A tomografia computorizada por radiação permite obter imagens tridimensionais da distribuição da atividade radiofarmacêutica administrada a um paciente num ambiente vivo. A tomografia computorizada pode ser dividida em dois grupos principais:

1- Tomografia computorizada com radiação de positrões (PET).

2- Tomografia computorizada com radiação de fotão único (SPECT).

PET

A base do rastreio neste método é o rastreio de positrões e, normalmente, são utilizados materiais radioactivos que emitem raios beta positivos. O positrão é destruído no corpo. Como resultado do fenómeno de aniquilação de pares, são produzidos dois fotões com uma energia de 511 kiloelectrões-volt e começam a mover-se em direcções opostas num ângulo de 180 graus entre si. Estes dois fotões são detectados por câmaras PET e o seu local de produção é identificado. Nestas câmaras PET são utilizadas câmaras gama. Neste método, a recolha é efectuada em 360 graus. A cabeça da câmara PET é um anel colocado à volta do eixo vertical do doente. Neste sistema, são utilizados colimadores eléctricos para detetar dois fotões em simultâneo, o que se designa por paralelismo elétrico. São utilizados numerosos radiofármacos na PET, mas são mais comuns a utilização de 82Rb-RbCl para a imagiologia do fornecimento de sangue ao coração e a utilização de 18F-fluoro desoxi glucose para a imagiologia do cérebro, do coração e de vários tipos de cancro.

SPECT

É comum utilizar a SPECT para a imagiologia. Na imagiologia com TC e RM, a gama de sensibilidade de deteção é para concentrações na gama de mil molares, enquanto no caso da PET, a precisão é na gama de concentrações pico-molares, que é igual à precisão da TC e da RM. Além disso, na imagiologia com TC e RM, o contraste é determinado pela diferença na densidade do tecido e no volume de água, mas na PET e na SPECT, o contraste é determinado pela determinação de uma molécula específica que está marcada com um dos isótopos radioactivos de um dos elementos constituintes dessa molécula. Nesta técnica, os radionuclídeos injectados no corpo emitem radiação.

Os raios emitidos são captados e detectados por detectores e depois analisados. As câmaras de imagiologia SPECT são conhecidas como câmaras gama. Estas câmaras produzem imagens estáticas do corpo, rodando num intervalo de 180 a 360 graus à volta do corpo do doente.

Factores que afectam as imagens SPECT cardíacas

Existem muitos factores que afectam as imagens cardíacas obtidas através de imagens SPECT.

Estes factores podem ser divididos nos seguintes grupos:

> Factores relacionados com a câmara gama;

> Factores relacionados com os doentes.

Factores relacionados com os doentes

Os factores relacionados com o corpo do doente são conhecidos como artefactos. Os artefactos do corpo humano podem ser divididos em duas categorias. Artefactos de movimento e artefactos sem movimento.

Artefactos de atenuação de tecidos moles

Um dos artefactos mais comuns encontrados no gated SPECT de perfusão cardíaca é o artefacto de atenuação de tecidos moles. Os tecidos moles, como a mama, a metade esquerda do diafragma e a gordura da parede torácica lateral, podem ser confundidos com verdadeiros defeitos de fornecimento de sangue. Estes artefactos são caracterizados como defeitos fixos e são normalmente confundidos com lesões cardíacas. No entanto, ao alterar a posição da atenuação dos tecidos moles, ou seja, ao alterar o estado do corpo do estado de repouso para o estado de stress, os artefactos podem apresentar resultados opostos que são confundidos com enfarte sub endocárdico de uma artéria aberta ou defeitos reversíveis de isquemia do coração. Foi demonstrado que o SPECT com controlo do fornecimento de sangue diferencia a atenuação dos tecidos moles vista como cicatrização e defeitos permanentes do fornecimento de sangue. Uma vez que as cicatrizes cardíacas aparecem normalmente nos ventrículos esquerdos afectados, nos ventrículos com espessura de parede reduzida, este artefacto pode ser detectado.

Tecido mamário fraco

A atenuação do tecido mamário é um dos artefactos mais comuns na SPECT. Para o corrigir no formato de ecografia, as imagens SPECT são cuidadosamente verificadas e apresentadas numa escala linear de cinzentos ou numa cor de fundo para realçar o enfraquecimento dos tecidos moles. A posição da mama deve ser conhecida. Uma "sombra" curva pode geralmente cair sobre as margens das paredes das regiões inferiores ou mesmo sobre toda a parede inferior do coração. Ao determinar a atenuação dos tecidos moles do tórax, no formato da ecografia, o observador pode prever a posição do artefacto de atenuação SPECT da perfusão cardíaca. O sombreamento por uma mama pequena em artefactos de cine SPECT é altamente improvável. Mas uma mama grande com alta densidade pode causar artefactos graves nas imagens SPECT. A Figura (1-6) mostra o artefacto de atenuação do tecido mamário.

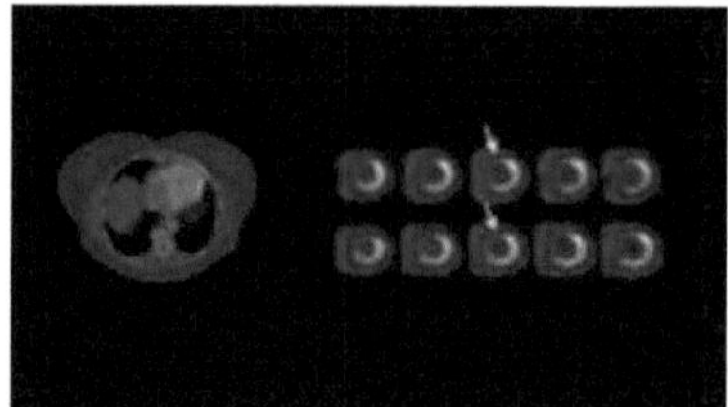

Figura 34. Artefacto de enfraquecimento do tecido mamário.

Enfraquecimento do diafragma: O enfraquecimento do diafragma é um dos defeitos de artefacto de fornecimento de sangue mais comuns, especialmente nos homens. Depois de identificar o enfraquecimento do tecido mamário, para eliminar o artefacto do diafragma, foi utilizado um método sistemático passo-a-passo na interpretação de imagens relacionadas com imagens SPECT gated, para que este artefacto não seja confundido com defeitos permanentes de fornecimento de sangue inferior. Para determinar a posição da metade esquerda do diafragma, as imagens SPECT devem ser revistas em formato de ecografia utilizando a escala de cinzentos. Se a sombra cair completamente abaixo da parede inferior do ventrículo esquerdo nas imagens SPECT, o artefacto de atenuação do diafragma é muito provável. No entanto, se a sombra cair na parede inferior, é mais provável um artefacto de atenuação da abertura.

Nos tomogramas ventriculares de eixo longo, que apresentam atenuação do diafragma, a parede inferior freqüentemente aparece nítida com o ápice do coração. A figura (1-7) mostra o enfraquecimento do diafragma e a figura (35) mostra o defeito real da parede inferior.

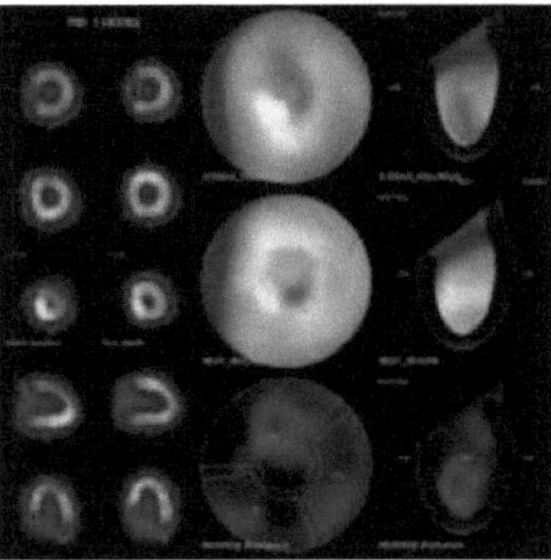

Figura 35. Mostra o enfraquecimento do diafragma

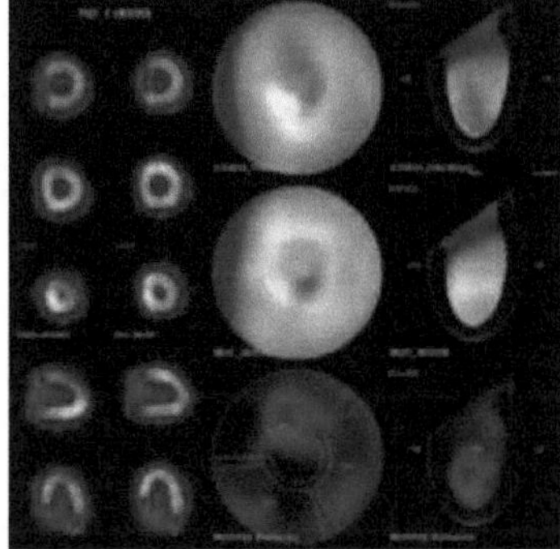

Figura 36. Mostra o defeito real da parede inferior

Cardiologia

Anatomia do coração: O coração é constituído por tecido muscular e está constantemente a contrair-se e a libertar-se, o que fez com que se tornasse uma fonte constante de alimento e oxigénio. Este órgão espantoso tem quatro câmaras, cada uma das quais está separada da outra pelos músculos do coração. As válvulas A-V situam-se entre as aurículas e os ventrículos do coração. Do lado direito da válvula A-V, a válvula tricúspide, e do lado esquerdo da válvula A-V, a válvula mitral, a válvula que se encontra entre os ventrículos esquerdo e direito da artéria pulmonar, a válvula pulmonar e a válvula entre o ventrículo esquerdo e a aorta são designadas por válvula aórtica. As válvulas A-V estão fechadas para evitar o refluxo do sangue para a aurícula durante a contração dos ventrículos. A tricúspide tem três pontas flexíveis e a mitral ou dupla ponta tem duas. As fibras cardíacas estão ligadas aos músculos vilosos. Quando estes músculos se contraem, estes filamentos brancos apertam-se e mantêm as válvulas fechadas.

Artérias coronárias: As artérias coronárias são uma rede de vasos sanguíneos responsáveis pelo transporte de sangue rico em oxigénio e alimentos para o músculo cardíaco e começam no início da aorta. As artérias coronárias esquerda e direita são as duas principais artérias do corpo.

Artéria coronária principal esquerda: A parte inicial da artéria coronária é denominada artéria coronária principal esquerda. O diâmetro deste vaso é inferior a uma polegada e tem o diâmetro de uma palhinha. Esta artéria divide-se em duas partes:

> Artéria coronária anterior do ventrículo esquerdo (LAD);

> Artéria coronária do ventrículo esquerdo (LCX).

A artéria coronária anterior do ventrículo esquerdo localiza-se na superfície anterior do músculo cardíaco e a artéria coronária do ventrículo esquerdo envolve o ventrículo esquerdo e estende-se na parte posterior do coração.

Artéria coronária principal direita: Esta artéria ramifica-se a partir da cavidade coronária direita e desloca-se sobre os sulcos ventriculares e vira-se para baixo em frente ao coração e expande-se. Os vasos tornam-se gradualmente mais pequenos, ao ponto de os glóbulos vermelhos que transportam oxigénio e alimentos terem de passar por eles um a um. Os vasos tão finos são chamados capilares. Os glóbulos vermelhos transportam o oxigénio e os alimentos e eliminam os resíduos do coração.

Grande Veia de Zebrina: Esta veia é uma das duas veias importantes do coração que leva o sangue desoxigenado para o coração. Todas as veias do cérebro e da parte superior do corpo estão ligadas a esta veia e esvaziam o sangue na aurícula direita.

Veia cava inferior: É uma das duas veias importantes do coração que esvazia o sangue desoxigenado das pernas e da parte inferior do corpo para a aurícula direita.

Aorta: É o maior vaso sanguíneo do corpo. O seu diâmetro é do tamanho do polegar e transporta sangue enriquecido com oxigénio e alimentos para diferentes partes do corpo humano.

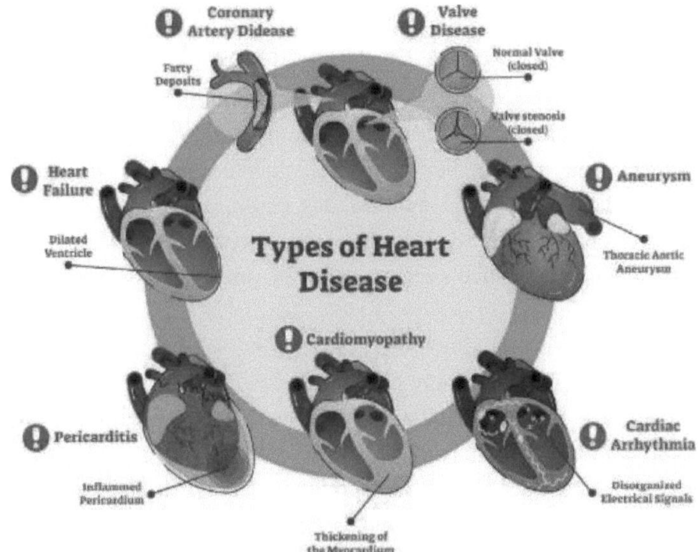

Figura 37. Doenças cardiovasculares

Vasos pulmonares: É uma artéria que transporta o sangue desoxigenado para os pulmões. Contrariamente à crença popular, as artérias nem sempre transportam sangue oxigenado, mas isso é verdade para os vasos que estão mais afastados do coração.

Veias pulmonares: Veias que transportam o sangue oxigenado dos pulmões para o ventrículo esquerdo. Há uma ideia errada de que as veias só transportam sangue desoxigenado, o que é verdade para as veias mais afastadas do coração.

Músculos das borbulhas

Estes músculos estão ligados à extremidade da parede inferior dos ventrículos e, por outro lado, às cordas cardíacas das válvulas mitral no ventrículo esquerdo e tricúspide no ventrículo direito. Quando estes músculos se contraem, estas duas válvulas estão fechadas e, quando se relaxam, estas duas válvulas estão abertas. Para explicar melhor, se pendurarmos um peso num fio muscular, o fio muscular estica-se e muda de comprimento. Um peso que, se estiver ligado a uma corda muscular, estica a corda e altera o seu comprimento, chama-se pré-carga. Agora, se fecharmos esta corda muscular com um clipe para que não se estique, e depois pendurarmos o segundo peso nela, e depois disso, exatamente no mesmo momento, abrirmos o clipe e dermos um choque elétrico à corda, a corda contrair-se-á. Este peso é designado por pós-carga. Este parâmetro é um indicador da força contrátil do coração.

Análise quantitativa na imagiologia cardíaca

A cardiologia nuclear cresceu significativamente nos últimos anos. Esta ciência progrediu com uma taxa de crescimento de 20% em paralelo com a cardiologia clínica e, atualmente, os médicos utilizam-na em muitos casos, desde a simples deteção e diagnóstico de doença arterial coronária até à estratificação de risco rentável com resultados fotográficos específicos (por exemplo, morte cardíaca, ataque cardíaco, etc.). É também utilizada na monitorização do processo de tratamento e das cirurgias. Na maioria dos casos, a imagiologia SPECT foi realizada no coração e, devido à sua extensa aplicação, confirmou definitivamente o diagnóstico e a precisão da previsão da doença e validou clinicamente esses diagnósticos. A função cardíaca é normalmente avaliada através da avaliação do movimento da parede endocárdica ou da espessura da parede transmural. O acordo sobre a "segmentação padronizada do coração e a lista de sinais e abreviaturas para imagens tomográficas cardíacas" levou ao progresso no domínio da avaliação da função cardíaca.

Os aspectos que foram acordados neste contexto são a orientação do coração, os nomes dos níveis do coração, o número de secções do coração, a seleção e espessura das secções do coração para exibição e análise, a lista de sinais e abreviaturas e a posição das peças e a atribuição das peças. nas áreas da artéria coronária. De acordo com a investigação, concluiu-se que o sistema de vinte peças é adequado para avaliar a função do músculo cardíaco, a cavidade ventricular esquerda e o fornecimento de sangue ao coração.

Quantificação do trabalho cardíaco

O trabalho cardíaco em geral é avaliado com base no VE global (volume das câmaras do ventrículo esquerdo, volume sistólico e fração de ejeção e movimento regional da parede do coração e espessura da parede).

Volumes no final da diástole e no final da sístole: A determinação dos volumes da cavidade ventricular a partir de imagens SPECT cardíacas em geral é feita especificando a superfície endocárdica e a superfície valvular no espaço tridimensional, calculando os limites do componente de volume por duas superfícies e multiplicando o resultado pelo volume do componente de volume específico.

Se este processo for repetido para todos os intervalos de tempo (fotogramas) de uma aquisição SPECT gated, a partir do volume diastólico final (VDF) e do volume sistólico final (VSF), pode ser obtida uma curva "volume-tempo", de tal forma que o tamanho mais pequeno e o maior podem ser separados. De notar que os valores volumétricos reais medidos dependerão da amostragem do ciclo cardíaco, sendo que um grande número de fotogramas obtidos corresponde geralmente a uma gama dinâmica maior, a VDF ligeiramente maiores e a VSF ligeiramente menores. Mesmo que seja utilizada uma boa amostragem, a resolução relativamente baixa das imagens de cardiologia nuclear pode levar a uma contração reveladora ou mesmo à obliteração das cavidades ventriculares em doentes com ventrículos pequenos, resultando em contagens insignificantes de VED, especialmente de VSE. As medições volumétricas podem finalmente concordar, listando o tamanho do pixel incorretamente no topo da imagem. Os tamanhos dos pixels são normalmente calculados automaticamente pelas câmaras modernas, com base no conhecimento do campo de visão e nas informações de zoom.

Fração de salto

Ao contrário dos métodos bidimensionais de pool sanguíneo (que são, na sua maioria, baseados em contagens), as medições quantitativas da fração de ejeção do ventrículo esquerdo (LVEF) a partir de imagens gated SPECT são normalmente derivadas dos valores EDV e ESV. Como se pode ver, este artigo é apresentado a seguir

$$\%LVEF = (EDV-ESV) / EDV*100$$

Como nota, os erros na determinação dos volumes diastólico final e sistólico final ocorrem na mesma direção geral que o esperado e, por conseguinte, pelo menos uma parte desses erros é perdida quando os volumes são divididos. Isto torna as medições da FEVE relativamente mais válidas do que os volumes definitivos.

Simulação: Nos domínios da física médica e da medicina nuclear, devido aos perigos irreparáveis da radiação e dos materiais radioactivos, a investigação não é feita em doentes vivos. Os fantomas de imagiologia médica são criados por computador e depois são utilizados em ambientes virtuais de sistemas de imagiologia.

Phantoms de imagiologia médica: Um dos requisitos essenciais para a simulação é ter um fantoma ou modelo realista da anatomia do objeto. Na ausência destes fantomas, os resultados da simulação apresentarão muitas diferenças em relação aos resultados reais. Os fantomas são, na verdade, manequins de computador que são feitos de acordo com as especificações dos tecidos humanos. Entre estas caraterísticas, podemos mencionar os coeficientes de atenuação da radiação, as caraterísticas de absorção dos tecidos e a anatomia e fisiologia do objeto. A principal vantagem da utilização de fantomas computorizados em estudos de simulação é que os fantomas se assemelham muito à anatomia real e as actividades fisiológicas dos fantomas são conhecidas. Constitui um padrão de excelência para avaliar e melhorar as ferramentas de imagiologia médica, o processamento de imagens e as técnicas de reconstrução. Outra vantagem é que os fantomas computorizados podem ser utilizados em qualquer altura e podem ser facilmente criados para investigação e estudo, anatomia e várias condições médicas. Estes fantomas desenvolveram muito o espaço de investigação e pesquisa, bem como a realização de muitas tarefas, incluindo a verificação do desempenho do equipamento de imagiologia médica, a medição da dose de radiação, a calibração do equipamento, a medição da resolução do sistema, o tamanho do ponto focal, o contraste e o controlo da exposição à radiação. As colocações permitem a obtenção de artefactos de imagem em radiologia, investigação e educação, etc. Os fantomas quadridimensionais MOBY e NCAT são exemplos destes fantomas. O fantoma MCAT é também um fantoma de computador matemático e não tem um modo gráfico. Estes fantomas são disponibilizados gratuitamente ao público por instituições académicas.

Fantoma tetradimensional NCAT: O fantoma de tecido cardíaco NCAT foi concebido para utilização na investigação em medicina nuclear (SPECT e PET). A base para a criação deste fantoma são as superfícies NURBS tetradimensionais. Este fantoma permite preparar facilmente um modelo flexível e realista do coração humano.

De acordo com a avaliação da Organização Mundial de Saúde e com as estatísticas obtidas por esta organização, cerca de um terço das doenças comuns em todo o mundo estão relacionadas com doenças cardíacas. Uma questão importante é a tendência para o aumento destas doenças, especialmente no domínio da "insuficiência sistólica do ventrículo esquerdo", que é considerada um dos tipos mais importantes e agudos de doenças cardíacas.

A complicação desta doença é o bombeamento incorreto do sangue e, consequentemente, a quantidade insuficiente de sangue que chega aos órgãos e partes do corpo. Embora os tratamentos medicamentosos tenham um grande efeito na melhoria da qualidade de vida dos doentes com insuficiência cardíaca sistólica, não é possível reduzir a elevada taxa de mortalidade destes doentes enquanto este tipo de tratamento não puder ser utilizado durante muito tempo. Por conseguinte, a cirurgia de transplante cardíaco será o único método seguro e aceitável para tratar casos graves de insuficiência cardíaca sistólica. Geralmente, os doentes com insuficiência cardíaca congestiva necessitam de um longo período de tempo (cerca de um ano ou mesmo mais) para receberem um coração adequado para transplante. É óbvio que, durante este período, existe a possibilidade de agravamento da doença e de mais perturbações no bombeamento do sangue pelo coração. Portanto, os dispositivos de assistência ventricular esquerda (DAVE) podem ajudar o coração fraco do paciente como uma ponte para a fase cirúrgica e proporcionar condições favoráveis para o paciente até a cirurgia.

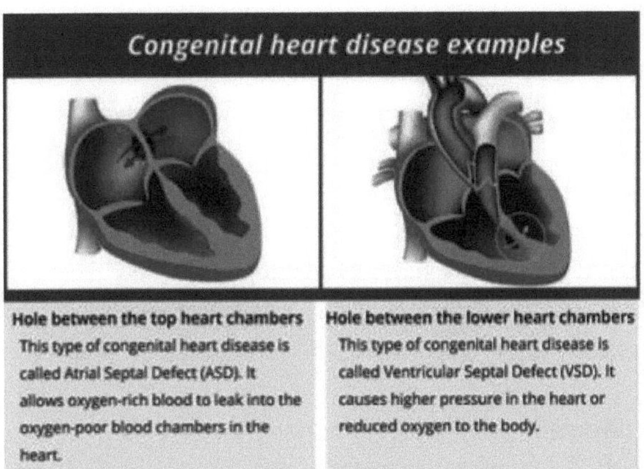

Orifício entre as câmaras superiores do coração Este tipo de doença cardíaca congénita é designado por Defeito do Septo Auricular (DSA). Permite a fuga de sangue rico em oxigénio para as câmaras de sangue pobres em oxigénio do coração.

Orifício entre as câmaras inferiores do coração Este tipo de doença cardíaca congénita é designado por Defeito do Septo Ventricular (DSV). Provoca uma pressão mais elevada no coração ou uma redução do oxigénio no corpo.

Figura 38. Problemas com as válvulas cardíacas

Dispositivos de assistência ao ventrículo esquerdo (LVADs)

Os dispositivos de assistência ao ventrículo esquerdo (LVAD) podem ser divididos em duas categorias principais com base no padrão e no método de bombagem de sangue:

Os LVAD de deslocação positiva (pulsáteis) e os LVAD turbodinâmicos (rotativos). A primeira geração destes dispositivos são os LVAD pulsáteis, que têm um comportamento funcional semelhante ao do batimento cardíaco e produzem um fluxo sanguíneo normal da mesma forma. Os LVAD rotativos, como uma geração mais recente destes dispositivos, produzem um fluxo sanguíneo contínuo em vez de um fluxo pulsátil. Para além disso, os LVAD rotativos permitem a ligação ao coração e à artéria e a implantação sob a pele, sendo normalmente implantados na cavidade torácica ou no seu espaço extra.

Atualmente, os DAVE rotativos são mais utilizados em tratamentos clínicos devido às suas dimensões mais reduzidas, menor peso, maior sobrevivência e estabilidade e maior eficiência em comparação com o seu tipo pulsátil habitual.

O LVAD rotativo é uma bomba mecânica que o auxiliar cirúrgico coloca no corpo do doente, desde o ventrículo esquerdo até à aorta e entre eles, com o objetivo de ajudar a fornecer um fluxo sanguíneo suficiente, que o coração do doente, por si só, não é capaz de fornecer.

As bombas rotativas controlam o fluxo sanguíneo através da alteração da sua velocidade de rotação. Devido ao controlo automático da velocidade de rotação destas bombas, que é ajustada com base nas necessidades fisiológicas do doente, é possível que o doente se mantenha afastado do médico, do hospital e dos cuidados especiais e, até ao momento da cirurgia de transplante cardíaco, tenha uma saúde aceitável.

Fenómenos importantes nos LVADs

De acordo com a velocidade de rotação dos LVADs rotativos, ocorrem dois fenómenos importantes no seu funcionamento:

Primeiro fenómeno: se a velocidade de rotação da bomba for muito baixa, o sangue regressa da aorta para o ventrículo esquerdo, o que se designa por refluxo.

O segundo fenómeno: nas condições em que a velocidade de rotação da bomba é elevada, ocorre o fenómeno de sucção, que é um acontecimento inadequado, porque faz com que a bomba trabalhe em excesso para bombear mais sangue do que aquele que está disponível no ventrículo esquerdo. Esse evento pode levar à destruição ou lesão dos tecidos do coração. Por isso, o importante é evitar a ocorrência de ambos os fenómenos durante o funcionamento do LVAD, especialmente o fenómeno de sucção, que é muito mais perigoso. Para que o fenómeno de sucção não ocorra, é necessário efetuar duas etapas de operação. O primeiro passo é identificar e revelar o fenómeno de sucção. Nos últimos anos, foram propostos e apresentados vários métodos para resolver o problema da deteção do fenómeno de sucção. A base principal da maioria destes métodos e realizações é a análise de variáveis específicas, como a velocidade de rotação da bomba, o fluxo sanguíneo que passa através da bomba e a corrente eléctrica do motor da bomba. Estas variáveis podem mudar drástica e repentinamente quando ocorre o fenómeno de sucção. Os Srs. Vollkron e Schima e os seus colegas apresentaram vários indicadores para revelar o fenómeno de sucção.

Estes índices (índices de sucção) foram obtidos com base na análise do domínio do tempo do padrão de fluxo através da bomba que foi extraído do corpo do doente em diferentes condições fisiológicas. O padrão extraído é comparado com as amostras anteriores retiradas do fluxo da bomba e classificado com base nas experiências clínicas de três especialistas neste domínio numa base de dados. Ao estudar estes dados, é possível determinar se o fenómeno de sucção ocorreu ou não. Embora este método tenha algumas limitações.

O Dr. Voigt e os seus colegas apresentaram um sistema de deteção de sucção que utiliza a velocidade do motor e a corrente eléctrica da bomba como sinais contínuos disponíveis. O objetivo da utilização deste método é avaliar e validar os parâmetros do sistema de deteção de sucção. Quando estes cientistas estavam a trabalhar no algoritmo de deteção de sucção, também consideraram a informação e as condições laboratoriais e, finalmente, os resultados mostraram que este método seria prático e viável em condições clínicas. O Dr. Ferreira, com a ajuda dos seus colegas, apresentou um sistema de deteção de sucção diferente. Neste sistema, os índices de sucção e os índices são determinados com base no domínio do tempo, no domínio da frequência e no domínio da frequência-tempo e na sua combinação, para tomar uma decisão sobre os padrões de fluxo que passam pela bomba.

Estes padrões são corretamente classificados neste sistema utilizando métodos de análise discriminante (AD). Este sistema foi testado com a ajuda de duas séries de informações práticas e de um modelo de simulação, tendo sido obtidos bons resultados. O Dr. Mason e os seus colegas propuseram um detetor de modo de sucção fiável. Este detetor foi concebido utilizando sete categorias de índices no domínio do tempo a partir dos saltos positivos observados na forma de onda da velocidade de rotação da bomba, em vez do sinal de corrente que passa através da bomba. Foram considerados diferentes limites e gamas de índices de sucção para diferentes doentes. O teste relevante foi efectuado com o índice de sinal de sucção e o índice de conjugado de sucção e indicou que os índices de conjugado de sucção são melhores e mais adequados do que o índice de sinal.

Modelação Monte Carlo da imagiologia em medicina nuclear

O efeito das simulações de Monte Carlo: O método de Monte Carlo descreve uma vasta área da ciência que inclui muitos processos, sistemas físicos e acontecimentos que são simulados por métodos estatísticos e utilizando números aleatórios. O objetivo da análise de Monte Carlo é produzir um modelo que se assemelhe o mais possível ao sistema físico real. As interações do sistema no ambiente são simuladas com base em eventos possíveis conhecidos. À medida que o número de eventos possíveis (chamados histórias) aumenta no sistema, a qualidade do desempenho do sistema melhora. Com um número suficiente de interações, a dose média absorvida em pontos arbitrários é obtida com incertezas aceitáveis. As técnicas de Monte Carlo são uma das ferramentas mais comuns na física médica. O método de Monte Carlo é utilizado na proteção contra radiações, na radiologia de diagnóstico, na radioterapia e na medicina nuclear. Com o rápido desenvolvimento da tecnologia informática, a reconstrução baseada em Monte Carlo na tomografia por emissão e no planeamento do tratamento, este método passou a ser também aplicável à radioterapia.

Pacotes de software Monte Carlo: Muitos programas Monte Carlo no domínio da imagiologia nuclear e da dosimetria interna foram desenvolvidos com código aberto. Em geral, existem dois grupos de pacotes de software:

- Pacotes gerais;
- Pacotes especiais.

Utilizando códigos Monte Carlo, foram produzidos pacotes de software e códigos para fins específicos, incluindo trabalhos de física médica geral de alta energia, tendo cada grupo as suas próprias vantagens e desvantagens.

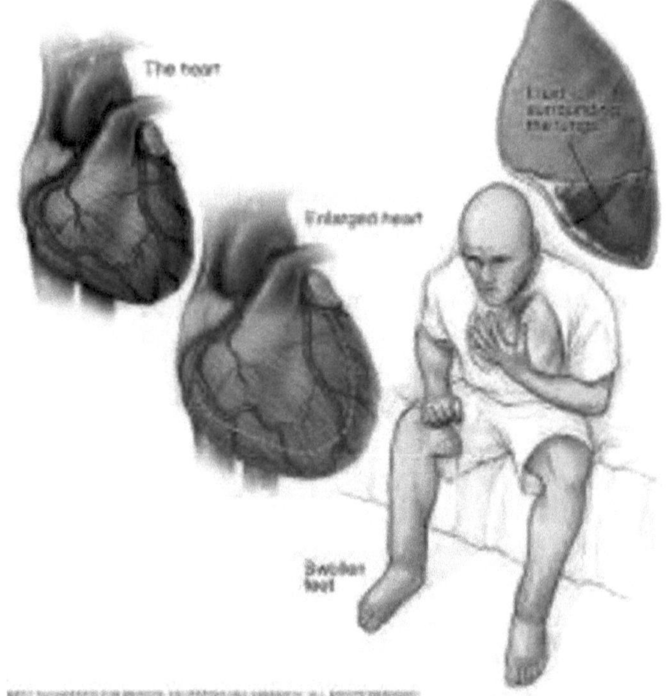

Figura 39. O que é um ataque cardíaco?

Em 1987, Kim e os seus colegas investigaram o efeito do movimento respiratório nas fracções diastólica final, sistólica e de ejeção e corrigiram a porta respiratória. Utilizaram uma matriz de 128x128 para recolher dados e colocaram um flutuador respiratório na boca do doente para desenhar a curva respiratória. Para investigar a fração de ejeção e os volumes, dividiram o ciclo de movimento respiratório em inspiração e expiração e concluíram que a expiração aumenta a fração de ejeção do ventrículo direito e diminui a fração de ejeção do ventrículo esquerdo, mas não tem qualquer efeito sobre o volume de fim de sístole do ventrículo direito. Em 1989, Amoureh e seus colegas apresentaram um sistema para realizar o gating cardíaco e respiratório na RM. Neste sistema, os sinais cardíacos e respiratórios eram amplificados e detectados com uma bateria e ligados ao sistema de imagem por uma fibra ótica, sendo depois criados sinais gated utilizando um circuito separador lógico. Para verificar o movimento respiratório, foi instalado um transdutor de pressão no abdómen do doente.

Após o registo e a visualização, podiam ajustar os limiares de inalação e exalação com o ciclo cardíaco. Em 1995, Frederickson e os seus colegas demonstraram a resolução temporal simultânea e o movimento respiratório na RMN. Reconheceram que o efeito do movimento respiratório em pessoas diferentes é diferente. Em 1997, Crawford e os seus colegas conceberam um algoritmo para corrigir artefactos de movimento, especialmente o movimento respiratório em TC, que era um modelo aproximado do movimento respiratório. Em 2008, King e os seus colegas apresentaram um artigo relacionado com a correção do efeito de spillover em imagens SPECT, no qual consideram o movimento respiratório de forma mais geral e discutem o ajuste do spillover. Inicialmente, o spillover calculado (SC_{VY}) de um volume V que fazia parte de uma estrutura externa, ou seja, uma quantidade de estrutura extracardíaca, foi estimado da seguinte forma:

$$SC_{VY} = S_{VY}A_Y$$

S_{VY} o coeficiente de eficiência do spssolver foi estimado por projeção e reconstrução de um padrão da estrutura Y e A_Y a sua segmentação, assumindo também uma atividade uniforme em toda a estrutura Y, e o valor médio da contagem por unidade de volume da estrutura Y.

Em seguida, a contagem total de repercussões TSC_{VX} foi definida como a soma das repercussões de todas as outras estruturas Y que caíram sobre a estrutura-alvo X e subtraída da contagem inicial antes da correção para calcular a contagem ajustada de repercussões no volume V. CC_{VX} de acordo com a seguinte fórmula :

$$CC_{VX} = C_V - TSC_{VX}$$

Os dados desta investigação foram gerados da seguinte forma: primeiro, foi simulado o fantoma MCAT com o tamanho de 128x128x128, considerando o movimento respiratório. Nessa simulação, o movimento do coração que resultou do movimento respiratório foi assumido como sendo de 1,5 cm no máximo e o movimento respiratório, do início da expiração até o final da inspiração, foi assumido como sendo de aproximadamente quarenta segundos e esse período foi dividido em 8 ciclos de 5 segundos. E para cada ciclo, foram feitos 24 fantomas. Por outras palavras, modelaram toda a inspiração e expiração com 192 fantomas. A posição temporal do coração foi selecionada aleatoriamente em intervalos de tempo iguais (gates respiratórios) para obter uma média adequada. Para obter um fantoma que representasse um fotograma específico, em cada fotograma de respiração (5 segundos), foi calculada a média de todos os fantomas desse fotograma. Neste fantoma MCAT, foram incluídos todos os defeitos que eram difíceis de examinar na presença de movimento respiratório, como a redução do movimento da parede do coração, o adelgaçamento da parede (que significa o adelgaçamento da ponta do coração quando as outras partes da parede estavam normais, e metade da espessura das partes normais), um centímetro também foi incluído), e também para eliminar a rápida mudança do estado do coração saudável para o coração doente, o defeito de fornecimento de sangue na parede inferior do coração, cujo tamanho era a combinação do tamanho dos defeitos nesta parte, foi considerado separadamente. Simularam e consideraram um coração com uma fração de ejeção de 41,1% e colocaram toda a geração de defeitos num código-fonte MCAT, depois o segundo fantoma MCAT sem movimento respiratório foi reconstruído com a mesma contração que o fantoma MCAT da primeira amostra. O pulmão foi considerado como o único componente extracardíaco e a atividade extracardíaca estava apenas relacionada com o pulmão. Este fantoma foi produzido como um fantoma de referência. Neste fantoma, a distribuição da atividade era uniforme em todo o lado.

Nesta pesquisa, após a produção dos fantomas desejados, partiram para a produção de projeções e simulação do ambiente e da câmera, e utilizando o código SIMIND Monte Carlo, foram feitas 120 projeções, o que significa 120 matrizes 64x64 foi relacionado ao sestamibi"™Tc , e também foi feita uma janela de energia de 15% na energia de 140,5 kV e outra janela de 8% na energia de 123 kV, a fim de retirar os efeitos de espalhamento da janela tripla de energia (TEW) no nosso resultado. Assumiu-se um espaço a uma distância de 0,634 cm um do outro.

As projecções livres, que são consideradas uma forma de ruído, foram simuladas separadamente para cada um dos componentes simulados dos defeitos do pulmão, do coração e do fornecimento de sangue para todo o conjunto de dados. As projecções na presença de hipoperfusão foram geradas subtraindo as projecções de hipoperfusão das projecções do coração saudável, antes de lhes adicionar ruído. Em seguida, o ruído de Poisson foi adicionado ao conjunto de projecções de fotões dispersos livres, também na ausência de movimento respiratório, que incluía cerca de seiscentas contagens de quilos.

Em geral, neste método, foram efectuados dois conjuntos de dados para dois fantomas, um na presença de movimento respiratório e o outro na sua ausência. No primeiro, com um padrão normal de fornecimento de sangue e no outro com defeitos de ACR, cinquenta por cento das contagens no músculo cardíaco eram saudáveis.

Para reconstruir a imagem, neste estudo, foi utilizado o método de reconstrução iterativo RBI, com trinta subconjuntos, quatro ângulos e cinco repetições, que também incluiu ajustes AC, SC e RC. Durante a reconstrução do RBI, um pósfiltro gaussiano tridimensional com sigma de 0,467 cm foi usado para remover o ruído e, em seguida, o método TEW foi usado. Os conjuntos de projeção foram reconstruídos separadamente e depois combinados de duas formas: sem correção e com correção do movimento respiratório. Movimento respiratório com um método simples no qual o centro de massa do coração foi encontrado em todos os 24 gates e todos os conjuntos coincidiram com o primeiro quadro gated no final da expiração. Linear, através da transferência das secções do eixo, foram determinados e corrigidos.

O conjunto de dados filtrados foi utilizado para criar padrões binários e segmentação manual, e a segmentação manual foi efectuada através da reamostragem das peças no formato 256x256, que foi utilizado para um melhor exame visual e para desenhar as áreas de borda extracardíaca, o que foi feito com precisão. Aumentar a segmentação abaixo do componente de volume.

Depois disto, foi feita uma inspeção visual e, se a segmentação não tivesse sido bem feita ou se a atividade do pulmão esquerdo e do coração se sobrepusesse muito, a segmentação era feita novamente. Os padrões acima referidos foram projectados com um projetor de raios orientados, para serem consistentes com os estudos clínicos. Exceto para os padrões segmentados

explicado acima, a distribuição do fígado real das secções de primavera do MCAT também foi utilizada para produzir um conjunto de projectos modelo.

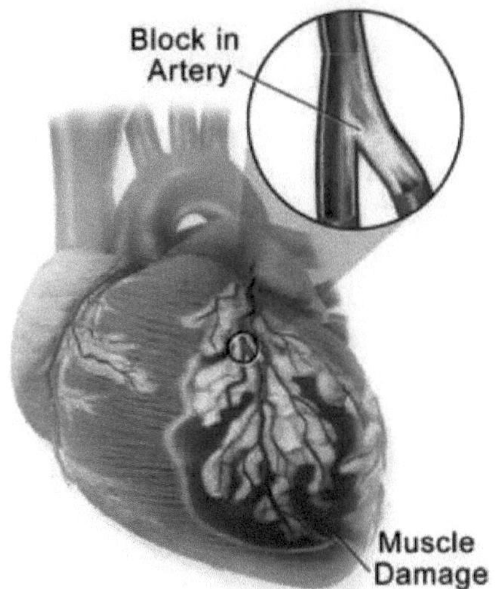

Figura 40. Ataque cardíaco

Em 2008, Bitarafan e os seus colegas concentraram-se mais na deteção respiratória num artigo sobre a correção do movimento respiratório de imagens SPECT com deteção respiratória para correção do movimento respiratório. Nesta investigação, foram utilizados fantomas NCAT de quatro dimensões, fantomas com dimensões volumétricas e sem cabeça, cujo valor do componente volumétrico era de quatro bytes.

Neste processo, foram construídos oitenta fantomas em cada estado respiratório. Nesta investigação, o ciclo cardíaco foi considerado como um segundo e o ciclo respiratório como cinco segundos, o que, naturalmente, está de acordo com a realidade. O ciclo cardíaco foi dividido em dezasseis partes de 0,0625 segundos e, de acordo com isso, o ciclo respiratório foi feito em oitenta partes com a mesma duração. O corpo foi considerado apenas o tórax, para melhor examinar os tamanhos e movimentos do coração, e nesse o movimento normal do diafragma foi considerado como sendo de 2 cm e movimentos de 10, 20, 30, 40, 50, 60, 70, 80, 90 e 100 mm foram assumidos como movimentos anormais do diafragma. Além disso, o movimento normal de expansão ântero-inferior do coração sem movimento do diafragma foi considerado como 12 mm e o movimento do coração correspondente ao movimento do diafragma de 10, 13, 14, 15, 16, 17, 18, 19, 20 mm como valores anormais do movimento do diafragma.

O tamanho dos pixéis era de 0,15626 cm, o tamanho das matrizes era de 256 x 256 e o número de cortes foi determinado como sendo de 256 cortes. Tiveram em conta as rotações do coração nas direcções das coordenadas e deram-lhes um valor que era consistente com a realidade. Para "™*Tc*, também consideraram a imagiologia SPECT com uma energia de 140 kiloelectrões-volt. O fantoma do coeficiente de atenuação dos tecidos no NCAT era semelhante aos fantomas de atividade, com a diferença de que os fantomas do coeficiente de atenuação dos tecidos produzidos no NCAT estavam na forma de números reais e decimais (float) e o simulador de imagem SimSET para coeficientes de atenuação inteiros, por esta razão, os fantomas especiais SimSETs no NCAT foram feitos para eles. Na simulação do SimSET, a imagem Technisim foi escolhida com um ângulo de aceitação de 20 graus, e ângulos maiores foram removidos.

Em SPECT, são utilizados colimadores de orifícios paralelos, cónicos e em leque, e nesta investigação, tal como na realidade da imagiologia SPECT cardíaca, são utilizados colimadores de orifícios paralelos, a partir de colimadores de orifícios paralelos com uma profundidade de 3,5 cm, o raio dos orifícios de 0,08 cm e 0,02 cm de espessura da lâmina foram utilizados para os climatizadores polivalentes LEAP.

Certamente, para utilizar colimadores de alta resolução, a espessura da profundidade do colimador deve ser de 3,5 cm, o raio dos orifícios deve ser de

0,07 cm e a espessura das lâminas deve ser de 0,016 cm, e para o colimador de alta sensibilidade, a espessura da profundidade deve ser de 2,6 cm metros e o raio do orifício é de 0,125 cm e a espessura da lâmina é de 0,3 cm.

O módulo do detetor foi utilizado para simular a penetração, a absorção, a dispersão e, de um modo geral, as interações dos fotões no detetor. Os detectores no SimSET são modelados para a imagiologia SPECT como quadriláteros em camadas e paralelos. Por conseguinte, foi possível dividir as camadas em duas categorias distintas de camadas activas e passivas e calcular o centro de gravidade e a transferência de energia a partir das interações das camadas activas. As camadas de cristal do detetor foram determinadas como a camada ativa e os outros componentes do detetor como a camada passiva. Para este efeito, definiram uma camada de alumínio com uma profundidade de 0,05 cm e outra camada de NaI com uma profundidade de 3,8 polegadas ou cerca de 1 cm.

Foi considerada a energia de 140 kiloelectrões-volt de Technicium com uma resolução de 10%. O número de vistas foi de 64, a uma distância de 40 cm e a partir de um ângulo de -45 a 135 graus. Foram determinados 64 bins no eixo longitudinal com uma distância mínima de -15 a 15 e no eixo transversal com uma distância mínima de -20 a 20. Foi utilizada uma janela de aceitação de energia de 20%, com início em 126 kV e fim em 154 kV.

No final da simulação, foram recolhidos 80 sinogramas para os raios emitidos e 80 sinogramas para os raios dispersos, e depois estes sinogramas foram somados, e para extrair os parâmetros quantitativos do coração em forma de gated, as imagens foram colocadas em forma de gated no programa Matlab, e depois as faces Interfile foram convertidas usando o programa x-medcon. Todos estes passos também foram efectuados para o movimento respiratório. Para reconstruir e processar as imagens gated, estas foram transferidas para o computador de processamento do sistema de imagem SPECT e, utilizando vários programas, foi obtida informação quantitativa do coração e as imagens gated foram reconstruídas sem aplicar filtros, dispersão e correção de atenuação.

Para quantificar o coração, as imagens do ventrículo esquerdo foram segmentadas em treze partes e, em seguida, foram produzidas imagens de eixo curto, eixo longo horizontal e eixo longo vertical e, depois disso, o movimento do coração foi feito na forma de uma onda senoidal, de modo que a realidade correspondesse, estimaram:

$$y=a+\sin(bx+c)$$

A correção do movimento respiratório foi feita através da análise das imagens cinemáticas da angiografia e da monitorização do movimento respiratório e dos fantomas NCAT e do programa escrito no artigo. Desta forma, todas as correcções foram feitas na amplitude, fase inicial, período de respiração e contagem máxima na área, e a amplitude e fase corrigidas foram apresentadas na saída, e de acordo com isso, os movimentos do coração que são causados pelo movimento respiratório foram corrigidos. Esta pesquisa foi realizada em 52 pessoas (22 pacientes do sexo masculino e 30 pacientes do sexo feminino). A idade média foi de 55,2 ± 9,9 anos, entre 46 e 69 anos, e foram selecionados entre pacientes com DAC conhecida e suspeita. Na investigação clínica deste estudo, para a deteção do movimento respiratório, o movimento respiratório foi primeiramente registado através do seguimento a laser dos marcadores instalados no tórax, numa fita em movimento.

Depois, para gatar o movimento respiratório de acordo com a porta do movimento cardíaco, houve a necessidade de sincronizar os ciclos cardíaco e respiratório, e para atingir esse objetivo, foi utilizado o dispositivo RPM (dispositivo de rastreio do movimento respiratório do tórax) com um dispositivo que controla sistematicamente o ciclo do movimento cardíaco onde ligaram a placa PIO-D144 que é TTL instalada no mesmo, que efectuava estes ciclos ao mesmo tempo, de modo a que o ciclo respiratório fosse determinado de acordo com o intervalo de tempo da inspiração e da expiração e que gatulavam o movimento respiratório e os gates que obtinham e depois introduziam esta informação no sistema que TTl estava ligado a TTL só pode estar ligado ou desligado. Quando o ciclo cardíaco estava durante o tempo do ciclo cardíaco, TTl estava ligado e na saída do ciclo cardíaco, e quando o ciclo cardíaco não estava neste intervalo, TTl estava desligado e o ciclo cardíaco não estava em uso. Em seguida, sincronizados com o mesmo ciclo cardíaco, realizaram as etapas de gating do ciclo cardíaco, ou seja, antes de gating do coração, foi feita a correção respiratória e, como resultado, obtiveram dois conjuntos de dados, um de dados de gating cardíaco isolado e outro de gating cardíaco e respiratório, que foram comparados entre si.

Em agosto de 2010, Segars e os seus colegas publicaram um artigo cujo objetivo de investigação consistia em mapear o gating respiratório ideal, utilizando diferentes números de gates e movendo-se em ciclos respiratórios, a fim de reduzir os artefactos de movimento respiratório (RM) em SPECT cardíaco.

Nesta investigação, utilizando fantomas tetradimensionais, foram produzidos 96 fantomas tridimensionais para modelar as distribuições de atenuação e as concentrações de radioatividade em diferentes órgãos correspondentes a intervalos de tempo num ciclo respiratório completo. As distribuições de radioatividade dos diferentes órgãos foram ajustadas de acordo com os valores medidos numa imagem SPECT de um doente com injeção de sestamibi"™Tc. O movimento máximo do coração devido ao movimento respiratório durante a respiração foi fixado em 2 cm.

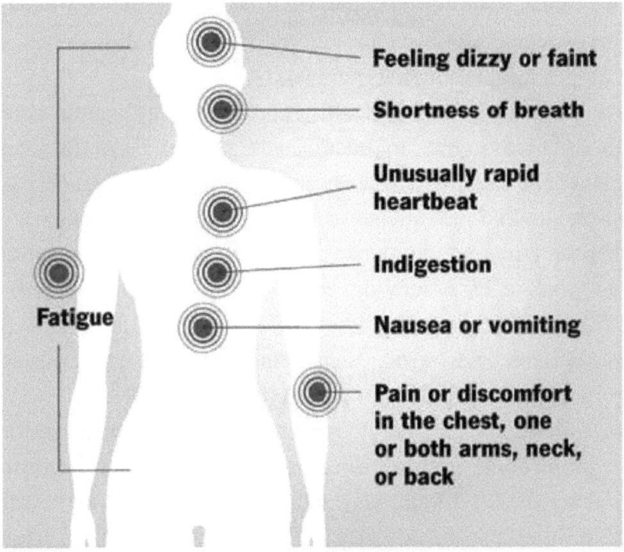

Sensação de tonturas ou desmaio Falta de ar Batimento cardíaco anormalmente rápido Indigestão Náuseas ou vómitos Dor ou desconforto no peito, num ou em ambos os braços, pescoço ou costas

Figura 41. Sintomas de desconforto ou dor

O movimento médio da frequência cardíaca foi também ajustado para cada 96 períodos de tempo. Cada fantoma 3D gerado (atenuação e atividade) foi armazenado numa matriz de 128x128x128, com um tamanho de pixel e uma espessura de corte de 0,3125 cm. Em seguida, estes fantomas tridimensionais foram agrupados e reunidos para dividir o ciclo respiratório em diferentes desenhos de gating (1, 3, 6 e 8 gates) e os diferentes deslocamentos dos gates no ciclo respiratório. Durante o trabalho, a curva de respiração foi desenhada com base numa curva de volume de respiração obtida a partir da fisiologia respiratória de West. Esta curva constituiu a base da respiração no NCAT. O conjunto de dados de projeção de emissões foi simulado através da modelação da porta respiratória de cada desenho de porta em fantomas 4D NCAT, utilizando o código Sim-SET Monte Carlo. Em seguida, foi utilizado um grande número de contagens de projecções, que foram consideradas como ruído livre.

Após este passo, foi gerado um conjunto de dados completo num arco de 180° (45° RAO e 45° LPO) em torno do doente. Os dados de emissão também incluíam os efeitos de dispersão, atenuação e resposta da climatologia do detetor (para estar mais próximo da realidade). Em seguida, foi simulado um colimador de baixa energia e alta resolução (LEHR) com uma espessura de 4,1 mm e orifícios hexagonais, com um tamanho de 0,19 mm de plano a plano. A fim de simular a amostragem utilizada na recolha de dados clínicos, as imagens de projeção 128x128 foram reduzidas para 64x64.

Os dados da projeção emissiva foram reconstruídos utilizando a reconstrução iterativa OS-EM e a atenuação foi ajustada. A atenuação foi corrigida com mapas de atenuação médios para cada porta (mapas de atenuação gated) e um mapa médio para todo o movimento respiratório (mapas de atenuação ungated). Foram moldados fantomas de atenuação de 128 x 128 x 128 x 64 x 64 x 64 (tamanho do pixel e espessura do corte de 0,625 cm) para corresponder à resolução dos dados de projeção de emissão, ou seja, imagens de projeção de emissão em matrizes de 64 x 64. Juntamente com 64 cortes com espessura de corte e largura de pixel de 0,625 cm, foram reconstruídas.

As imagens transaxiais reconstruídas para cada gating respiratório em cada esquema de gating foram redimensionadas em imagens de eixo curto (SA). Em seguida, as imagens SA foram suavizadas com o filtro Butterworth, com um corte de 0,2, e foram produzidos mapas planares de olho de boi para cada porta utilizando-os (imagens SA). Foram consideradas duas regiões arbitrárias nas paredes inferiores (nas quais os artefactos de RM são proeminentes) e na parede lateral (na qual os artefactos não são vistos) do ventrículo esquerdo em cada mapa planar bull's-eye. As intensidades médias foram calculadas para cada região (ROI1 e ROI2 como mencionado acima) e o rácio de intensidade (IR) foi obtido de acordo com a seguinte fórmula:

$$IR = \frac{ROI\ 1}{ROI\ 2}$$

Se o rácio de intensidade for diferente de um, indica o artefacto não uniforme causado pelo movimento respiratório. As imagens bull's eye para cada esquema de gating foram obtidas através da soma dos mapas polares específicos dos gates que constituíam o esquema de gating.

A partir do rácio de intensidades elevadas, é possível determinar se temos ou não o efeito do movimento respiratório na imagem, ou seja, quanto mais próximo este rácio estiver de um, que é o ideal, menos efeito do movimento respiratório temos na imagem SPECT do coração.

Nesta investigação, de acordo com os trabalhos que foram feitos no passado e de forma a ter melhores e mais corretas imagens SPECT do coração, para além do gating do movimento cardíaco, também gatingaram o movimento respiratório e o sinal do movimento respiratório e cardíaco, após o gating ter sido combinado de forma a que se o ciclo respiratório ou cardíaco for prolongado algures, essa projeção possa ser removida e as projecções são verificadas de acordo com o método do Sr. King (no seu último artigo com um parâmetro que era um limiar para rejeição ou aceitação) e as projecções também são removidas com uma contagem baixa.

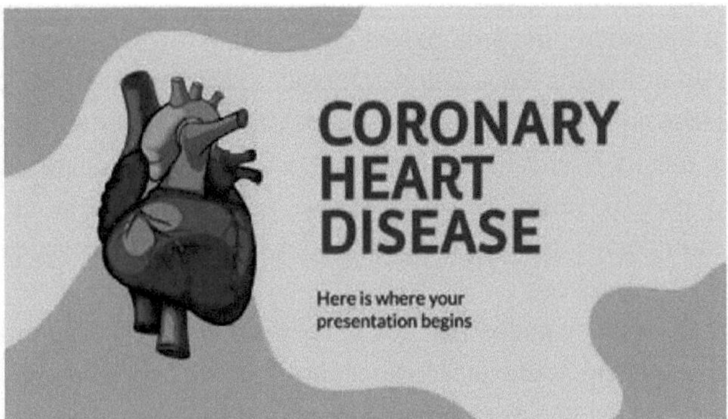

Figura 42. Doença coronária

Capítulo III

Métodos de segmentação da RMN cardíaca

Foram propostos muitos métodos para segmentar os ventrículos, especialmente o ventrículo esquerdo. Os métodos de segmentação de imagens são divididos em dois grupos de métodos automáticos e semi-automáticos numa categoria geral. No método automático, todos os passos da segmentação são executados sem a necessidade do utilizador; enquanto nos métodos semi-automáticos, as imagens são segmentadas com a intervenção do utilizador. Nesta investigação, para rever os diferentes métodos, considerámos artigos válidos que incluem o método de segmentação para o ventrículo esquerdo, o ventrículo direito ou ambos, a avaliação quantitativa e qualitativa dos métodos, bem como a descrição ilustrada dos dados de RM cardíaca.

A classificação destes estudos não foi uma tarefa fácil. Muitos problemas de segmentação requerem a utilização de conhecimentos prévios para aumentar a precisão. Por um lado, as intervenções do utilizador, uma consideração importante no problema da segmentação, podem ser consideradas como conhecimento básico. A intervenção do utilizador no estudo da segmentação do ventrículo esquerdo e direito pode incluir a especificação do centro da cavidade ventricular esquerda ou o traçado manual dos limites das cavidades. Estes dois níveis de intervenção do utilizador não têm o mesmo efeito em termos de repetibilidade do teste, e não requerem o mesmo nível de especialização.

A informação inicial pode incluir relações espaciais simples entre objectos (por exemplo, o ventrículo direito está à esquerda do ventrículo esquerdo) ou pressupostos anatómicos sobre a geometria rotacional do ventrículo esquerdo. O conhecimento prévio da biomecânica cardíaca também pode ser importante na segmentação. A maioria das informações detalhadas sobre a forma do coração pode ser calculada através de informações de nível superior, como o modelo estatístico de forma.

Nalgumas imagens, especialmente na parte vertical, os limites do miocárdio são muito vagos e a segmentação é difícil, dependendo apenas da imagem para a classificação. Por exemplo, a utilização de um modelo é muito útil, mas para isso é necessário um banco de dados diversificado e grande. Iremos limpar os três níveis de informação utilizados no processamento da segmentação. Segmentação sem conhecimento inicial, com conhecimento inicial fraco e finalmente com conhecimento inicial forte.

Neste capítulo da nossa investigação, veremos como o nível de informação utilizado está relacionado com o tipo de método de segmentação e o nível de intervenção do utilizador. As técnicas relacionadas com a imagem técnicas relacionadas com a imagem, como a limiarização, a deteção de bordos e as classificações baseadas em regiões de fronteira ou outras, fornecem um quadro limitado para a integração de conhecimentos prévios. Em contrapartida, os modelos variáveis proporcionam um quadro abrangente e vasto para a utilização de conhecimentos prévios robustos e fornecem uma base fraca que inclui informações anatómicas, bem como informações de superfície sob a forma ativa de modelos ASM/AAM. Considerando os métodos de classificação habituais e o nível de informação externa, propomos dois grupos principais:

> Segmentação baseada em conhecimentos básicos fracos ou inexistentes, que inclui métodos de classificação básicos e verticais e modelos variáveis.

> Segmentação baseada em conhecimentos básicos fortes, que inclui modelos variáveis, forma ativa e emergência ativa, e atlas. Os métodos que combinam conhecimentos primários fortes e fracos são classificados na secção de conhecimentos primários fortes. De seguida, explica-se como esta classificação é utilizada com pequenas diferenças e quais os indicadores escolhidos para classificar os diferentes métodos.

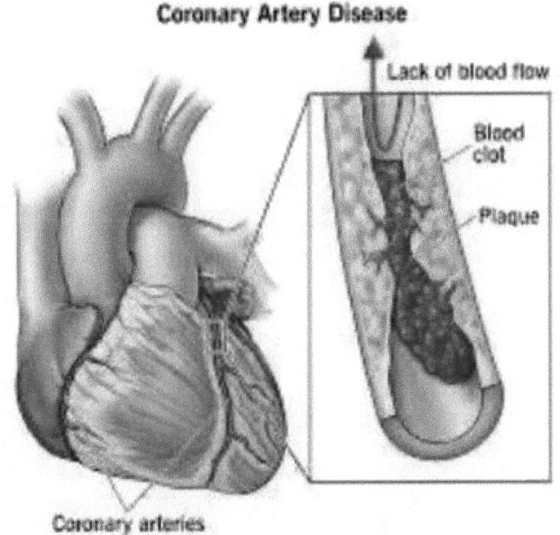

Figura 43. Doença coronária

Métodos de segmentação automática

Como já foi referido, o exame da região de interesse (ROI) centrado no coração é geralmente extraído da imagem de RM original para evitar a necessidade de processar toda a imagem. Existem dois tipos de abordagens automáticas: Abordagens baseadas no tempo que tiram partido do movimento do coração ou técnicas de deteção de objectos, ambas as quais partilham a transição de Hough que permite a deteção da posição do ventrículo esquerdo. Ao utilizar a dimensão temporal, a diferença de imagem é analisada ao longo de todos os dados. A imagem resultante contém uma região circular em torno da borda do ventrículo esquerdo, que é detectada pela transição de Hough. Alguns estudos propostos baseiam-se em diferenças de cálculo.

A partir da imagem 3D original, a diferença ao longo da dimensão temporal é calculada com o desvio padrão em cada vizinhança. A densidade máxima da imagem 3D resultante é convertida numa imagem 2D (método otsu) e ampliada várias vezes. A superfície de absorção da área final resultante é a ROI bidimensional final. Alguns autores propuseram um método baseado na análise de Fourier da imagem, que fornece uma imagem de estruturas em movimento. Uma vez que o coração é a única parte móvel nas imagens de RM, o processamento da primeira imagem coerente permite a localização do coração. Ao contrário das abordagens baseadas no tempo que dependem apenas da informação da RM, as técnicas de deteção de objectos requerem um passo analítico.

Os seus princípios consistem em extrair janelas rectangulares da imagem para calcular as suas caraterísticas e treinar o classificador para aceitar aquelas que contêm o coração e não o resto das imagens. Outro método proposto baseia-se numa abordagem interessante de reconhecimento facial que contém a descrição de sub-janelas e uma cascata de classificadores adaboost.

Exame da nutrição sanguínea do coração

O coração é alimentado pelas artérias coronárias direita e esquerda, que se encontram na calha coronária. A artéria coronária esquerda alimenta 60% e a artéria coronária direita alimenta 40% do coração. A artéria coronária direita parte do seio aórtico anterior, passa primeiro entre a artéria pulmonar e a aurícula direita e desce para a direita na calha coronária. O lado inferior contorna o coração e entra na superfície diafragmática do coração, continua na calha coronária na superfície diafragmática até atingir a intersecção da calha coronária e o sulco interventricular-posterior e, finalmente, a artéria interventricular-posterior no corte apical que está no lado direito do ápice do coração, anastomosa-se com a artéria interventricular anterior, que é o ramo coronário esquerdo.

Ramos da artéria coronária direita

A parte da artéria coronária direita localizada ao nível esterno-costal é chamada de primeiro segmento e a parte vista ao nível diafragmático é chamada de segundo segmento.

Os ramos da nossa primeira categoria são:

> Um ramo da artéria aorta;

> Um ramo para a artéria pulmonar;

> Um ramo para o cone arterial chamado ramo conal, que forma o anel arterial

de vieussens com o ramo conal da coronária esquerda, que fornece sangue ao cone arterial (infundíbulo).

> Ramos para a aurícula direita que alimentam a aurícula direita e o átrio direito do coração. Um dos seus ramos mais importantes é o ramo S.A., que vai para a veia cava superior e alimenta o nó S.A.

> Ramos para os ventrículos: Existem muitos ramos que alimentam o ventrículo direito.

> O ramo marginal direito que vem ao longo da parte inferior do coração quase até ao ápice do coração.

Os ramos do segundo segmento são

> ramos vestibulares;

> Ramos ventriculares e ramos átrio-ventriculares que alimentam a parte posterior da aurícula e do ventrículo direito.

> Artéria interventricular posterior (A.I.P.) que se localiza no sulco interventricular posterior. Em 80% dos casos, o nódulo AV é alimentado pela artéria coronária direita.

O ramo esquerdo da artéria coronária é separado do seio aórtico posterior esquerdo e o seu tronco tem 1-1,5 cm de comprimento e situa-se entre a artéria pulmonar e a aurícula esquerda do coração. Esta artéria possui um ramo conal que participa do anel arterial de vieussens. Outro ramo é a artéria ventrículo-anterior (A.V.A.), que desce no sulco interventricular-anterior e dá ramos para os ventrículos direito e esquerdo e alimenta quatro quintos do septo interventricular. O tronco da artéria coronária esquerda, depois que o sulco interventricular-anterior se separa dela, é chamado de Circomflex. Artéria que contorna o lado esquerdo do coração em direção à superfície diafragmática na calha coronária e, finalmente, a artéria circulatória na junção da calha entre o ventrículo-posterior e a calha coronária anastomosa-se com a artéria coronária direita.

A artéria rotativa tem os seguintes ramos

> Ramos diagonais, o número destes ramos é variável e alimenta a parte anterior do ventrículo esquerdo.

> O ramo marginal esquerdo que alimenta o ventrículo esquerdo na margem esquerda do coração.

> O ramo posterior do ventrículo esquerdo, que alimenta a parte do ventrículo esquerdo que se move ao nível do diafragma.

> Ramos auriculares e ventriculares que alimentam a aurícula e o ventrículo esquerdos na parte posterior.

> Na obstrução das artérias coronárias direita e esquerda ou dos ramos principais destas artérias, provoca anemia e isquemia numa região do coração,

levando depois à morte das células do músculo cardíaco, o que provoca uma crise aguda do miocárdio
infarto.

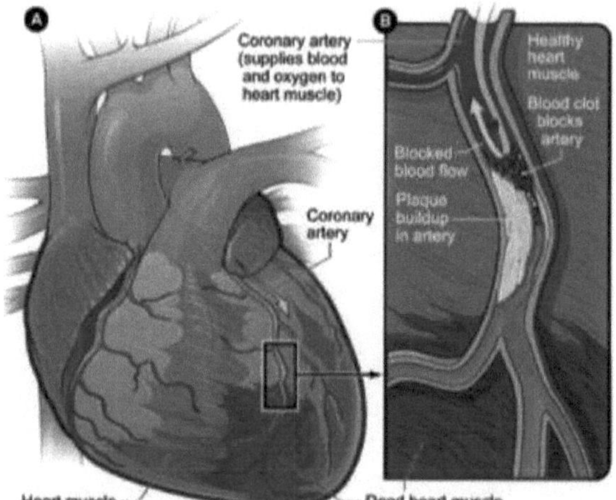

A figura A é uma vista geral de um coração e de uma artéria coronária mostrando danos (músculo cardíaco morto) causados por um ataque cardíaco. A figura B é um corte transversal da artéria coronária com acumulação de placa e um coágulo sanguíneo.

FONTE: Instituto Nacional do Coração, Pulmão e Sangue, Institutos Nacionais de Saúde

Figura 44. A doença coronária é a principal causa de ataque cardíaco e morte em todo o mundo

Os ataques cardíacos são resumidos em três níveis

1- **Enfarte do miocárdio anterior:** Causado pela obstrução das artérias da superfície anterior do coração, especialmente a L.A.D. É o tipo mais perigoso de enfarte.

2- **Enfarte do miocárdio lateral:** Em consequência de uma obstrução das artérias que alimentam o lado esquerdo do coração, como a artéria marginal esquerda, que é de risco moderado.

3- **Enfarte do miocárdio inferior:** Causado pelo bloqueio das artérias superficiais diafragmáticas do coração, especialmente a artéria A.P., que é menos perigosa.

O coração divide-se em três categorias, de acordo com a extensão das artérias coronárias direita e esquerda

Dominante à esquerda: Há pessoas em que as artérias circulatórias passam através da intersecção do sulco interventricular-posterior e do sulco coronário e parte da aurícula direita e do ventrículo direito são alimentados. No tipo dominante esquerdo, a PCA está normalmente separada da artéria coronária esquerda.

Dominante direita: Nestas pessoas, a artéria coronária direita continua após a separação da PCA e alimenta as partes posteriores da aurícula e do ventrículo esquerdo.

Modo de equilíbrio: É uma condição em que a artéria rotativa e coronária direita tem uma anastomose na intersecção do sulco ventricular posterior e do sulco coronário. Nas pessoas em equilíbrio, que perfazem 70%, o PCA se separa da artéria coronária direita. Outro tipo de modo de equilíbrio é o modo em que temos duas artérias P.D.A, sendo uma delas a coronária direita e a outra o ramo da coronária esquerda. O suprimento sanguíneo do sistema de condução do coração é tal que o nó S.A. é alimentado pela coronária direita, o nó A.V. é 80% pela coronária direita, e o tronco átrio-ventricular e os ramos átrio-ventriculares são alimentados pela coronária esquerda.

Epidemiologia das doenças isquémicas do coração

A aterosclerose é uma das principais causas de morte e incapacidade nos países desenvolvidos. Apesar de estarmos familiarizados com esta doença, existe pouca informação sobre algumas das suas principais caraterísticas. Embora existam muitos factores de risco generalizados e sistémicos que predispõem à ocorrência de aterosclerose, esta doença afecta algumas áreas do sistema circulatório e leva a manifestações clínicas específicas devido ao leito vascular envolvido.

A aterosclerose das artérias coronárias causa habitualmente enfarte do miocárdio. A aterosclerose das artérias que fornecem sangue ao sistema nervoso central causa frequentemente isquémia temporária e acidentes vasculares cerebrais. A aterosclerose dos vasos periféricos pode causar claudicação intermitente e gangrena, pondo em risco a sobrevivência do órgão afetado. A obstrução do fluxo sanguíneo visceral pode causar isquémia mesentérica. A aterosclerose pode afetar diretamente o rim, por exemplo, causando estenose da artéria renal. A presença de aterosclerose constitui a base da isquemia. Isquemia significa privação de oxigénio devido a um fornecimento insuficiente de sangue ao miocárdio, o que leva a um equilíbrio entre a oferta e a procura de oxigénio. A causa mais comum de isquemia do miocárdio é a aterosclerose devido ao bloqueio das artérias coronárias epicárdicas.

A doença isquémica do coração (DIC) é a doença que causa mais mortes, incapacidades e encargos financeiros nos países desenvolvidos, em comparação com outras doenças. A doença isquémica do coração é a doença crónica e potencialmente fatal mais comum e grave nos Estados Unidos. Neste país, mais de 12 milhões de pessoas têm doença cardíaca isquémica, mais de 6 milhões de pessoas têm angina de peito e mais de 7 milhões de pessoas têm enfarte do miocárdio. Uma dieta rica em gordura e energia, o tabagismo e um estilo de vida sedentário têm sido associados ao aparecimento de doença cardíaca isquémica. A obesidade, a resistência à insulina e a diabetes tipo 2 estão a aumentar, o que constitui um importante fator de risco para a doença cardíaca isquémica.

Epidemiologia

Os doentes que sofrem de doença cardíaca isquémica dividem-se em dois grandes grupos. Os doentes com angina persistente secundária a doença arterial coronária crónica e os doentes com síndrome coronária aguda. O segundo grupo é constituído por doentes com angina instável (AI) e enfarte do miocárdio sem elevação do segmento ST (NSTEMI). Todos os anos, nos Estados Unidos, cerca de 1,4 milhões de pacientes são hospitalizados devido a angina instável e, em comparação, 400.000 pacientes são encaminhados com STEMI agudo.

O diagnóstico de angina instável baseia-se em grande parte no quadro clínico. A angina persistente é caracterizada por desconforto no peito ou no braço, que raramente é descrito como dor e está repetidamente associado a atividade física ou stress e resolve-se em 5 a 10 minutos com repouso ou nitroglicerina sublingual. A angina instável é a angina de peito ou um desconforto isquémico equivalente que apresenta pelo menos um dos três critérios seguintes:

> Ocorre durante o repouso ou uma atividade breve e dura frequentemente mais de dez minutos.

> É grave e foi criada nas últimas 4 a 6 semanas.

> Ocorre com um padrão crescente, ou seja, é obviamente mais intenso, mais longo e mais frequente do que antes.

Quando a doença com o padrão clínico de angina instável apresenta evidências de necrose miocárdica, por exemplo, está associada a um aumento dos biomarcadores cardíacos, considera-se o diagnóstico de enfarte do miocárdio sem elevação do segmento NSTEMI (ST).

Fisiopatologia da angina instável

A angina instável pode ser causada por uma diminuição do fornecimento de sangue ou por um aumento da necessidade de oxigénio, juntamente com uma obstrução coronária. São conhecidos quatro processos patológicos que podem desempenhar um papel na angina instável: Pensa-se que a rutura ou erosão da placa com trombo não oclusivo é a causa mais comum.

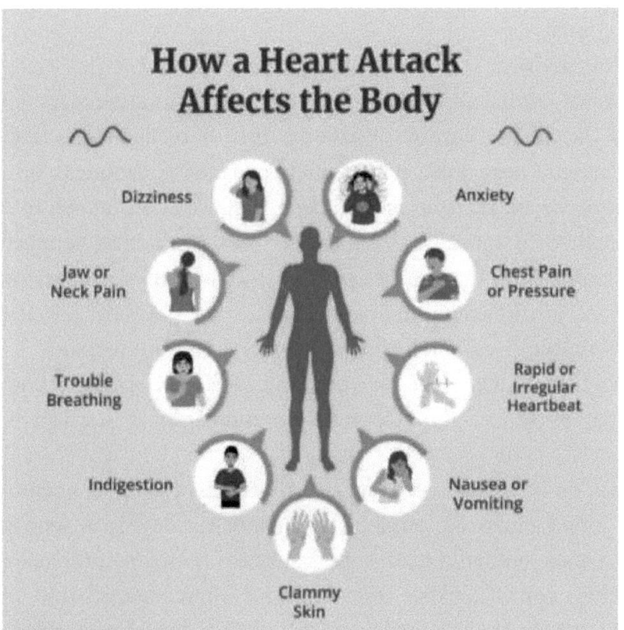

Figura 45. Ataque cardíaco

Oclusão dinâmica, como o espasmo coronário na angina de Prinzmetal

Oclusão mecânica progressiva devido a aterosclerose com rápida progressão ou reestenose após ICP: A angina instável secundária ocorre devido ao aumento da necessidade de oxigénio do miocárdio ou à diminuição do fornecimento de sangue, como a anemia. Entre os pacientes com angina instável estudados por angiografia, cerca de 5% têm lesões no tronco da coronária esquerda, 15% têm envolvimento de três artérias coronárias, 30% têm envolvimento de duas artérias coronárias e 40% têm envolvimento de uma artéria coronária. 10% das pessoas não apresentam qualquer estenose. Alguns dos casos que não apresentam estenose na angiografia estão relacionados com a angina de Varian Prinzmetal. Na angiografia, a lesão suspeita pode aparecer como uma estenose virada para fora com uma borda em espiral ou suspensa.

Avaliação do diagnóstico de angina instável com base na descrição clínica de desconforto isquémico típico, história de doença arterial coronária comprovada por angiografia, enfarte cardíaco prévio, insuficiência cardíaca congestiva, novas alterações electrocardiográficas ou aumento dos biomarcadores cardíacos.

Os factores associados a uma probabilidade moderada de síndromes coronárias agudas incluem

Idade superior a 70 anos, sexo masculino, diabetes mellitus, doença vascular periférica ou cerebrovascular conhecida e perturbações antigas no eletrocardiograma.

Insuficiência cardíaca

A insuficiência cardíaca (IC) é uma condição fisiopatológica em que uma perturbação da função cardíaca faz com que o coração não seja capaz de bombear o sangue necessário para as necessidades metabólicas do organismo, ou que seja capaz de realizar esta tarefa apenas com um aumento anormal do volume diastólico. A causa da IC na maioria dos casos (mas nem sempre) é um defeito na contração do miocárdio, pelo que o termo insuficiência miocárdica é apropriado. A insuficiência miocárdica pode ser causada por um distúrbio primário no músculo cardíaco, por exemplo, na cardiomiopatia, a miocardite viral e a apoptose da aterosclerose coronária são também causas comuns de IC, nesta doença, a isquemia e o enfarte do miocárdio perturbam a contração cardíaca.

Outras causas de IC incluem a doença cardíaca valvular ou congénita, em que o aumento a longo prazo da carga hemodinâmica - devido a uma perturbação valvular ou a uma anomalia cardíaca - danifica o músculo cardíaco. No entanto, noutros doentes com IC, existe uma síndrome clínica semelhante, mas a causa da disfunção miocárdica não pode ser identificada. Em alguns destes doentes, o coração saudável é subitamente confrontado com uma carga mecânica que excede a sua capacidade, por exemplo, um aumento agudo da pressão arterial, uma rutura de um folheto da válvula aórtica ou uma embolia pulmonar maciça.

Em doentes com função miocárdica normal, a IC pode ser causada por doenças crónicas em que os problemas no enchimento dos ventrículos são causados por uma perturbação mecânica, por exemplo, estenose tricúspide ou mitral, pericardite compressiva sem envolvimento do miocárdio, fibrose endocárdica e alguns tipos de cardiomiopatia hipertrófica. A cardiomiopatia hipertrófica é uma combinação de disfunção miocárdica e aumento da carga hemodinâmica em muitos doentes com IC, especialmente naqueles com doença cardíaca valvular ou congénita.

A insuficiência cardíaca deve ser distinguida dos seguintes casos:

> Perturbações em que há congestão da circulação sanguínea devido à retenção de água e sal, mas não há perturbação da função do próprio coração (por exemplo, na insuficiência renal).

> Causas não cardíacas de débito cardíaco insuficiente (por exemplo, choque causado por uma diminuição do volume de fluidos).

A resposta dos ventrículos ao aumento crónico da carga hemodinâmica é a hipertrofia. Sempre que o ventrículo é forçado a fornecer mais débito cardíaco durante um longo período de tempo (por exemplo, na insuficiência valvular), ocorre hipertrofia excêntrica, neste caso, a cavidade do ventrículo expande-se e a massa muscular aumenta, de modo que, no início deste processo, a relação entre a espessura da parede e o tamanho da cavidade ventricular permanece quase constante. Se a pressão sobre o ventrículo aumentar durante muito tempo (por exemplo, na estenose da válvula aórtica ou na hipertensão não tratada), cria-se uma hipertrofia ventricular concêntrica, em que o rácio entre os tipos de hipertrofia excêntrica e concêntrica é um.

A condição estável com hiperfunção ventricular pode continuar durante anos, mas eventualmente, a IC é causada pela disfunção do miocárdio. Muitas vezes, nesta altura, o ventrículo expande-se e a relação da espessura da parede diminui com o tamanho da cavidade, desta forma, ao aumentar a pressão em cada unidade miocárdica, o ventrículo expande-se mais e cria-se um ciclo defeituoso.

A insuficiência cardíaca é um dos principais problemas de saúde pública nas sociedades industrializadas, parecendo que esta doença é a única doença cardiovascular comum cuja incidência e prevalência está a aumentar. Nos Estados Unidos, a IC é a causa de cerca de 1 milhão de casos de hospitalização e 40.000 mortes por ano. Uma vez que a IC é mais comum nos idosos, a sua prevalência aumenta com o envelhecimento da população.

Causas da insuficiência cardíaca

Na avaliação de pacientes com IC, devemos identificar a causa principal e os factores contribuintes. A doença cardíaca causada por uma lesão congénita ou adquirida (como a estenose da válvula aórtica) pode existir durante anos sem causar problemas clínicos óbvios. Em muitos casos, os sintomas clínicos de insuficiência cardíaca aparecem pela primeira vez durante uma perturbação aguda que coloca uma carga adicional no miocárdio, que tem estado sob forte pressão durante muito tempo. Este tipo de coração pode continuar a funcionar através de mecanismos compensatórios, mas não tem muita potência adicional, e uma maior carga do fator facilitador perturba a função do coração mais do que antes. Conhecer estes factores contribuintes é muito importante porque a sua rápida remoção pode salvar o doente da morte. Estas perturbações agudas, por si só e na ausência de doença cardíaca subjacente, não podem causar IC.

Causas contributivas

1- Infeção: Os doentes que sofrem de congestão vascular pulmonar devido a insuficiência ventricular esquerda correm um maior risco de infeção pulmonar do que as pessoas saudáveis. Qualquer infeção pode agravar a insuficiência cardíaca. A febre, a taquicardia, a hipoxemia e o aumento das necessidades metabólicas que surgem após a infeção impõem uma sobrecarga adicional ao miocárdio, que de alguma forma cumpriu a sua tarefa até então.

2- Anemia na anemia: A necessidade de oxigénio dos tecidos do corpo foi suprida apenas pelo aumento do débito cardíaco. Embora um coração saudável possa aumentar o seu débito, um coração doente sob pressão (mas não em insuficiência) pode não ser capaz de aumentar suficientemente o volume de sangue que chega aos tecidos circundantes. Neste caso, a adição de anemia à doença cardíaca subjacente e compensada pode causar IC e, por conseguinte, a chegada de oxigénio insuficiente aos tecidos circundantes.

3- Tirotoxicose e gravidez: Tal como a anemia e a febre, o débito cardíaco aumenta na tirotoxicose e na gravidez. O desenvolvimento ou a exacerbação da IC numa pessoa com doença cardíaca subjacente e compensada pode ser uma das primeiras manifestações clínicas do hipertiroidismo. Do mesmo modo, a insuficiência cardíaca pode desenvolver-se pela primeira vez durante a gravidez numa pessoa que sofra de doença valvular reumática. Nestes casos, o coração pode regressar à sua posição compensada anterior após o parto.

4- Arritmias: As arritmias estão entre os factores mais comuns que contribuem para a IC em pessoas com doença cardíaca compensada.

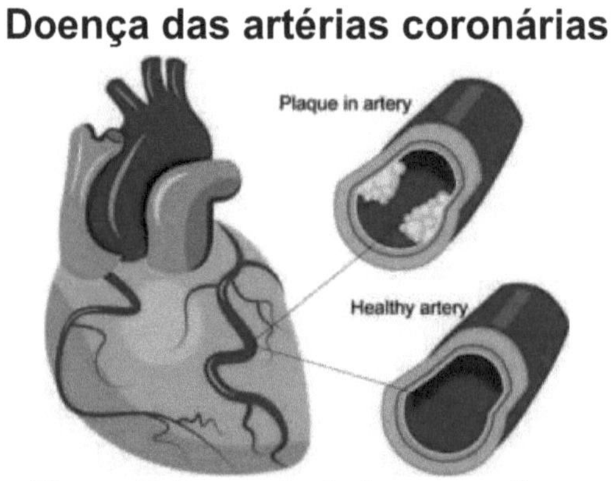

Doença das artérias coronárias

Plaque in artery

Healthy artery

Figura 46. Prevenção de doenças cardíacas

Perturbam a função cardíaca por várias razões:

- As taquiarritmias reduzem o tempo necessário para encher os ventrículos e, em pessoas que sofrem de doença cardíaca isquémica, pode ocorrer insuficiência miocárdica isquémica.
- A separação das contracções auriculares e ventriculares, que ocorre em muitas arritmias bradicárdicas e taquiarritmias, reduz a participação da bomba auricular e aumenta a pressão nas aurículas.
- Em qualquer arritmia que cause distúrbios na condução ventricular interna, ocorre com a perda da contração ventricular.
- A bradicardia com bloqueio AV completo ou outras bradiarritmias graves reduzem o débito cardíaco. A menos que o volume sistólico aumente. Essa resposta compensatória não é observada na disfunção miocárdica grave, mesmo na ausência de IC.

> Miocardite reumática, viral ou outros tipos de miocardite: a febre reumática aguda e alguns outros processos inflamatórios ou infecciosos que afectam o miocárdio podem facilitar a IC em pessoas saudáveis com doença cardíaca subjacente.

> Endocardite infecciosa: mais lesões nas válvulas, febre e miocardite, que são consequências comuns da endocardite infecciosa, isoladamente ou em conjunto, podem ser a causa da IC.

> Atividade física, problemas nutricionais, perturbações dos fluidos, pressões ambientais e emocionais:

O aumento súbito da ingestão de sódio (por exemplo, com uma refeição pesada), a interrupção desnecessária de medicamentos prescritos para a IC, transfusões de sangue, atividade física intensa, calor ou humidade excessivos no ambiente, crises emocionais, são todos possíveis em pessoas com doença cardíaca subjacente e IC compensada.

8- Aumento da pressão arterial sistémica: Um aumento rápido da pressão arterial - por exemplo, em alguns casos, um aumento da pressão arterial de origem renal ou após a interrupção de medicamentos anti-hipertensores em pacientes com hipertensão primária - pode tirar o coração do modo compensatório.

> Enfarte do miocárdio: Em pessoas que sofrem de doença cardíaca isquémica crónica (mas compensada), um novo enfarte (que pode ser clinicamente assintomático) pode ser a causa de IC ao provocar mais perturbações na função ventricular.

> Embolia pulmonar: O risco de formação de coágulos nas veias dos membros inferiores ou da pélvis aumenta em doentes com baixo débito cardíaco ou convulsões. Os êmbolos pulmonares podem causar ou agravar a insuficiência ventricular através do aumento da pressão na artéria pulmonar. Em doentes com congestão dos vasos pulmonares, estes êmbolos podem causar enfarte pulmonar. Em todos os doentes que tenham sofrido recentemente de insuficiência cardíaca ou que a sua doença se tenha agravado, deve proceder-se a uma investigação sistemática em busca de factores favoráveis. Se o fator que contribui para a IC for corretamente identificado, é geralmente mais fácil de tratar do que a causa subjacente. Por conseguinte, o prognóstico dos doentes com IC em que os factores contribuintes podem ser identificados, tratados e eliminados. É melhor do que o dos doentes em que a progressão da doença cardíaca atingiu um ponto que causou IC sem um fator contribuinte.

Um tipo de insuficiência cardíaca

A IC pode ser descrita como sistólica ou diastólica, de alto débito ou de baixo débito, aguda ou crónica, cardíaca direita ou esquerda, e progressiva ou retrógrada. A maioria destas descrições é útil nas fases iniciais da doença. Mas nas fases finais da insuficiência cardíaca crónica, as suas diferenças desaparecem.

Insuficiência cardíaca sistólica versus diastólica

A diferença entre estes dois tipos é que o problema principal é a incapacidade do ventrículo para se contrair normalmente e enviar quantidades suficientes de sangue (insuficiência sistólica) ou é causado por uma perturbação no enchimento ou relaxamento do ventrículo (insuficiência diastólica).

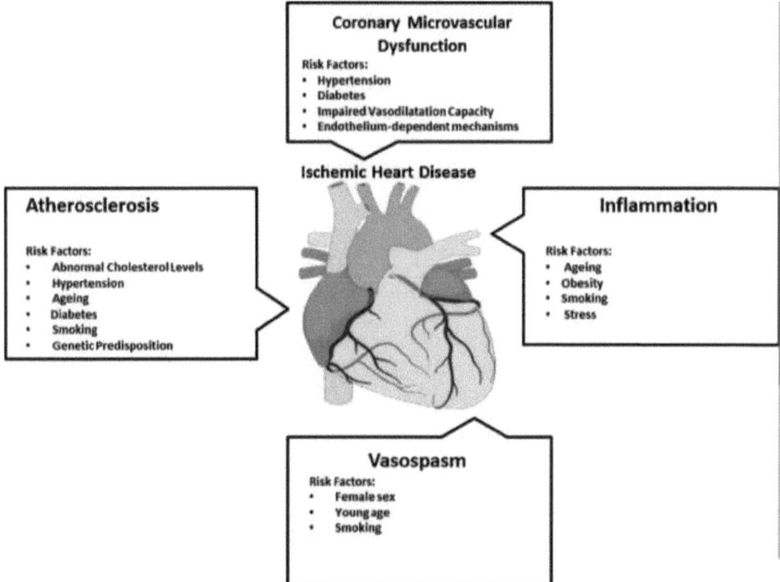

Figura 47. Um guia gráfico para a doença cardíaca isquémica

As principais manifestações clínicas na insuficiência sistólica estão relacionadas com o débito cardíaco insuficiente, que causa fraqueza, fadiga, redução da tolerância ao exercício e outros sintomas devido à redução do fornecimento de sangue, enquanto na IC diastólica os sintomas estão principalmente relacionados com o aumento da pressão de enchimento ventricular. . Em muitos doentes, especialmente naqueles que sofrem de hipertrofia e dilatação dos ventrículos, existem sintomas resultantes de perturbações na contração e relaxamento. As causas da IC diastólica incluem: Aumento da resistência ventricular ao influxo e diminuição da capacidade diastólica do ventrículo (pericardite compressiva e cardiomiopatia restritiva, hipertensiva e hipertrófica), comprometimento do relaxamento ventricular, (isquemia miocárdica aguda) e fibrose e infiltração miocárdica (cardiomiopatia restritiva).

Insuficiência cardíaca com alto débito versus baixo débito

É útil dividir os doentes com IC em dois grupos com baixo débito cardíaco, ou seja, IC com baixo débito, e com alto débito cardíaco, ou seja, IC com alto débito. O primeiro tipo é causado por doença cardíaca isquémica, hipertensão arterial, cardiomiopatia dilatada e doenças valvulares e pericárdicas. No entanto, o segundo tipo ocorre no hipertiroidismo e no pericárdio, mas no segundo tipo, é visto no hipertiroidismo, anemia, gravidez, fístulas arterio-venosas, beribéri e doença de Paget. No entanto, nem sempre é possível distinguir facilmente estes dois tipos à cabeceira do doente.

O espetro normal do débito cardíaco é amplo, em muitos casos L2/2-$^{3/5(}$ L/min$^{)}$/m^2 J de IC com baixo débito, o débito cardíaco - embora seja mais baixo do que antes - está no intervalo normal, mas não pode aumentar durante a atividade.

Por outro lado, na IC com alto débito, o débito cardíaco - embora seja maior do que antes - não é maior do que o normal. Independentemente do "valor absoluto" do débito cardíaco, a insuficiência cardíaca existirá quando as manifestações clínicas da doença forem acompanhadas por uma diminuição da curva caraterística da relação entre o volume diastólico final do ventrículo e a eficiência cardíaca.

A incapacidade do coração para fornecer o oxigénio necessário ao metabolismo do organismo é uma parte inseparável da fisiologia da IC sistólica. Se não existir um shunt sanguíneo periférico, esta falha aparece sob a forma de um aumento anormal da diferença normal de oxigénio do sangue misto artério-venoso (35-50ml/L). Em casos ligeiros, estes problemas podem não existir em repouso, mas durante a atividade revelam-se casos de aumento do metabolismo físico ou outros. Em doentes com insuficiência de alto débito, como os que têm fístulas AV ou tirotoxicose, esta diferença é normal ou reduzida.

Por conseguinte, parece que mesmo nestes doentes, apesar da saturação de oxigénio do sangue venoso misto, o fornecimento de oxigénio aos tecidos metabolizadores está reduzido a um nível normal ou superior. Sempre que a IC ocorre nestes doentes, a diferença de oxigénio venoso-arterial misto, independentemente do seu valor absoluto, continua a ser superior ao nível que existia antes do desenvolvimento da insuficiência cardíaca e, consequentemente, apesar de o débito cardíaco estar normal ou aumentado. É inferior ao nível que existia antes da ocorrência da IC. Na maioria dos casos de IC com um grande volume, o coração tem de bombear mais sangue para fornecer oxigénio aos tecidos em metabolismo.

Carga hemodinâmica imposta ao miocárdio devido ao aumento do fluxo. É uma situação semelhante à que ocorre na regurgitação crónica da aorta. A tirotoxicose e o beribéri podem afetar diretamente o metabolismo do miocárdio. A anemia muito grave perturba a função do coração ao criar anóxia miocárdica; este distúrbio será mais óbvio sob o endocárdio e na presença de doença oclusiva da artéria coronária.

Insuficiência cardíaca aguda versus crónica

Um exemplo claro de IC aguda é um enfarte do miocárdio súbito e extenso ou uma rutura de uma das válvulas cardíacas num doente que não tinha quaisquer problemas anteriormente. A IC crónica é tipicamente observada em doentes com cardiomiopatia dilatada ou doença cardíaca valvular que se desenvolve ou progride lentamente. O principal componente da IC aguda é geralmente sistólico, e a diminuição súbita do débito cardíaco na maioria dos casos leva a hipotensão sistémica (sem edema periférico), e na IC crónica, a pressão arterial é geralmente mantida até às fases finais da doença, mas o edema é comum.

Insuficiência cardíaca direita versus esquerda

Muitos dos sintomas clínicos da IC surgem devido à acumulação de líquido extra atrás de um ou de ambos os ventrículos. Normalmente, este líquido acumula-se atrás da cavidade do coração que fica presa pela primeira vez. Por exemplo, os doentes cujo ventrículo esquerdo suporta uma carga adicional (por exemplo, na estenose da válvula aórtica) ou está incapacitado (por exemplo, após um enfarte do miocárdio), sofrem de congestão pulmonar e, consequentemente, de falta de ar e ortopneia. Esta doença é designada por insuficiência cardíaca esquerda.

Por outro lado, quando a doença subjacente afecta principalmente o ventrículo direito (por exemplo, na estenose congénita da válvula pulmonar ou no aumento da pressão sanguínea pulmonar secundária a tromboembolismo pulmonar), os sintomas de congestão pulmonar são comuns e o edema, o aumento congestivo do fígado e a dilatação venosa sistémica são mais pronunciados. Esta doença é designada por insuficiência cardíaca direita.

Quando a IC se prolonga por vários meses ou vários anos, não é possível separar os dois casos acima referidos.

Por exemplo, as pessoas com doença valvular aórtica crónica ou pressão arterial sistémica aumentada podem sofrer de edema do tornozelo, aumento congestivo do fígado e dilatação das veias sistémicas nas fases finais da doença, enquanto a carga hemodinâmica anormal é inicialmente o ventrículo esquerdo.

Estes sintomas são parcialmente causados pelo aumento secundário da pressão arterial pulmonar e, consequentemente, pela insuficiência cardíaca direita, mas a retenção de água e sal também é eficaz, o que se verifica em todas as formas de insuficiência cardíaca. Estão juntos e ambos os ventrículos partilham uma parede comum, a parede interventricular. Além disso, as alterações bioquímicas da IC e da disfunção miocárdica (como a libertação de norepinefrina e a alteração da atividade da miosina ATPase), independentemente do ventrículo inicialmente afetado, ocorrem no miocárdio ventricular.

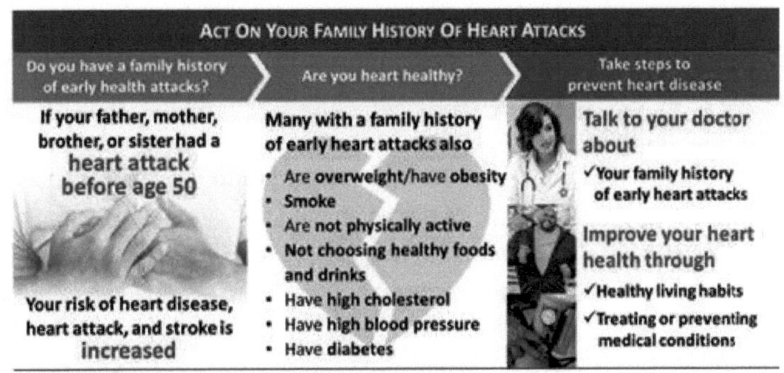

Figura 48. Conselhos sobre a recolha do historial de saúde da família

A falha cardíaca do filho contra o líder

Os investigadores têm discordado quanto ao mecanismo das manifestações clínicas da IC. O conceito de insuficiência cardíaca retrógrada (IC retrógrada) é que um dos dois ventrículos é incapaz de esvaziar o sangue ou de se encher normalmente. Como resultado, a pressão da aurícula e das veias por detrás da insuficiência do ventrículo aumenta. Observa-se uma retenção de sódio e água devido ao aumento da pressão nas veias sistémicas e nos capilares (e subsequente infiltração de líquido transudado no espaço intercelular).

Por outro lado, os defensores da insuficiência cardíaca progressiva (IC progressiva) acreditam que os sintomas clínicos da IC aparecem diretamente como resultado da evacuação insuficiente de sangue para as artérias. De acordo com esta hipótese, as causas da retenção de sal e água incluem uma diminuição do fornecimento de sangue ao rim, um aumento da reabsorção de sódio dos túbulos proximais e um aumento da carga de absorção nos túbulos distais, devido à atividade do sistema renina-angiotensina-aldosterona (RAA).

Separação completa da insuficiência cardíaca anterior e posterior (semelhante à separação da insuficiência cardíaca direita e esquerda). Isto não é verdade, porque na maioria dos doentes com IC, ambos os mecanismos estão envolvidos em certa medida. Na maioria dos casos, a velocidade de início da IC afecta as manifestações clínicas, por exemplo, quando uma grande parte do ventrículo esquerdo é danificada de uma só vez (por exemplo, no enfarte do miocárdio), embora o volume sistólico e a pressão arterial diminuam subitamente (ambos sintomas de insuficiência). progressiva) e pode ocorrer edema agudo do pulmão, que é um dos sintomas de insuficiência progressiva.

Se o doente passar pela fase aguda, podem ser observadas manifestações clínicas causadas pelo baixo débito cardíaco a longo prazo (como a retenção de líquidos no leito vascular sistémico) e a pressão venosa sistémica aumenta (insuficiência retrógrada), ou o doente devido a uma diminuição do débito cardíaco (insuficiência cardíaca progressiva) pode levar ao choque, antes que a retenção de água e sal atinja o ponto de edema periférico, pode ser necessário que este estado de baixo débito permaneça durante vários dias.

Redistribuição do débito cardíaco

Na IC, o fluxo sanguíneo sistémico é distribuído de tal forma que o fornecimento de oxigénio aos órgãos vitais, como o cérebro e o miocárdio, é normal ou quase normal, enquanto outras partes, como a pele, os músculos e as vísceras, recebem menos sangue. Quando o débito cardíaco diminui, esta redistribuição actua como um importante mecanismo de compensação. Sempre que a atividade física de um doente com IC aumenta, a importância deste mecanismo torna-se mais evidente, mas com a progressão da IC, a redistribuição ocorre mesmo em estado de repouso. A contração vascular pelo sistema nervoso adrenérgico desempenha um papel importante na redistribuição. Muitas manifestações clínicas da IC estão relacionadas com este mecanismo, incluindo a retenção de líquidos (redução do fluxo sanguíneo renal), febre ligeira (redução do fluxo sanguíneo cutâneo) e fadiga (redução do fluxo sanguíneo muscular).

Retenção de água e sal

Sempre que o volume de sangue que o ventrículo esquerdo bombeia para o leito vascular sistémico diminui, ocorre uma série de adaptações complexas, que acabam por conduzir à acumulação anormal de líquidos. Por outro lado, muitas das manifestações clínicas problemáticas na IC são causadas por esta retenção excessiva de líquidos. Além disso, esta acumulação de líquidos e subsequente aumento do volume sanguíneo é um importante mecanismo compensatório que mantém o fornecimento de sangue aos órgãos vitais a um nível ótimo através da manutenção do débito cardíaco. Exceto nas fases finais da IC, a curva da função ventricular é ascendente, mas continua a um nível mais baixo e próximo da linha direita.

O aumento do volume e da pressão diastólica final dos ventrículos, caraterísticos da IC, apesar de provocar congestão das veias pulmonares ou sistémicas, ajuda a manter o débito cardíaco reduzido. Na insuficiência cardíaca congestiva, observa-se também um conjunto complexo de adaptações nervoso-hormonais. A atividade do sistema nervoso adrenérgico já foi descrita; os dispositivos RAA também são activados. A libertação da hormona antidiurética e da endotelina aumenta. Estes aumentam a resistência dos vasos sistémicos e aumentam a retenção de água e sódio e a excreção de potássio. Como nos doentes com IC grave a capacidade de excreção de água em excesso diminui, pode ocorrer hiponatremia diluída. Na IC, o enchimento efetivo do leito arterial sistémico é reduzido, o que provoca as alterações hormonais e renais acima referidas. A importância relativa da pressão venosa sistémica e das alterações da função renal e suprarrenal na causa do edema é diferente nos vários doentes. Na IC aguda, o eixo RAA é muito ativo, mas a longo prazo, a sua atividade diminui. Em pessoas com doença da válvula tricúspide ou pericardite compressiva, o aumento da pressão venosa e a saída de líquido transudado dos capilares sistémicos desempenham o papel principal na causa do edema.

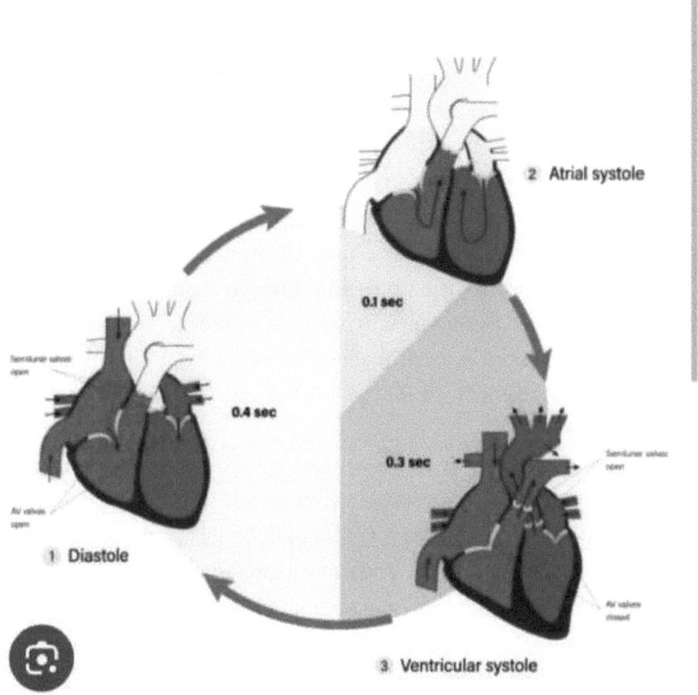

Figura 49. Ilustração de stock: Diástole e Sístole

Por outro lado, pode observar-se edema grave em pessoas que sofrem de doença cardíaca isquémica ou hipertensiva, sem aumento da pressão venosa sistémica. Neste grupo de doentes, as principais causas de retenção de água e sal são a redistribuição do débito cardíaco, a diminuição do aporte sanguíneo ao rim e a ativação do eixo RAA. Independentemente dos mecanismos envolvidos na retenção de líquidos, nos doentes com IC congestiva crónica não tratada, o volume sanguíneo total, o volume de líquido intersticial e o sódio corporal aumentam. Estas perturbações resolvem-se após um tratamento adequado (nomeadamente diuréticos).

Manifestações clínicas e insuficiência cardíaca

Falta de ar

A dificuldade respiratória (grande esforço para respirar) é o sintoma mais comum da IC. Nas primeiras fases da IC, a falta de ar é observada apenas durante a atividade, o que se deve ao aumento da necessidade de oxigénio. Com a progressão da IC, a falta de ar aparece gradualmente com menos actividades, até que finalmente se manifesta em repouso. A principal diferença entre a dispneia de esforço em pessoas saudáveis e em doentes com IC é a quantidade de atividade necessária para a criar. A dispneia cardíaca é maioritariamente observada em doentes cujas veias e capilares pulmonares têm uma pressão aumentada. Nestes doentes, os vasos pulmonares estão normalmente dilatados e existe também pulmão intersticial, que pode ser visto num exame radiológico. Este edema pulmonar intersticial reduz a capacidade dos pulmões e, consequentemente, o trabalho dos músculos respiratórios para insuflar os pulmões aumenta. A atividade dos receptores pulmonares provoca uma respiração rápida e superficial, que é uma caraterística da dispneia cardíaca. O valor do oxigénio respiratório aumenta com o aumento da atividade dos músculos respiratórios. Simultaneamente com o mecanismo acima descrito, o fornecimento de oxigénio a estes músculos diminui devido à queda do débito cardíaco e, consequentemente, a fadiga dos músculos respiratórios e a falta de ar intensificam-se.

Ortopneia

A falta de ar na posição supina surge normalmente mais tarde do que a falta de ar de esforço. Na posição supina, a redistribuição de fluidos do abdómen e dos membros inferiores para o tórax aumenta a pressão hidrostática dos capilares pulmonares e desloca o diafragma para um nível mais elevado. Desta forma, ocorre a ortopneia. Durante o sono, os doentes com ortopneia têm de aumentar o número de almofadas debaixo da cabeça e, se a cabeça cair da almofada, acordam devido à falta de ar ou à tosse (a chamada tosse nocturna). Esta sensação de falta de ar é normalmente resolvida com a posição sentada, porque o retorno venoso e a pressão capilar pulmonar são reduzidos. Muitos doentes dizem que o facto de se sentarem em frente a uma janela aberta resolve o seu problema. Na IC avançada, a ortopneia pode ser tão grave que o doente não consegue deitar-se e passa toda a noite sentado.

e passar toda a noite sentado. Por outro lado, noutros doentes com insuficiência ventricular esquerda grave e prolongada, os sintomas de congestão pulmonar podem ser reduzidos através da criação de uma perturbação no ventrículo direito.

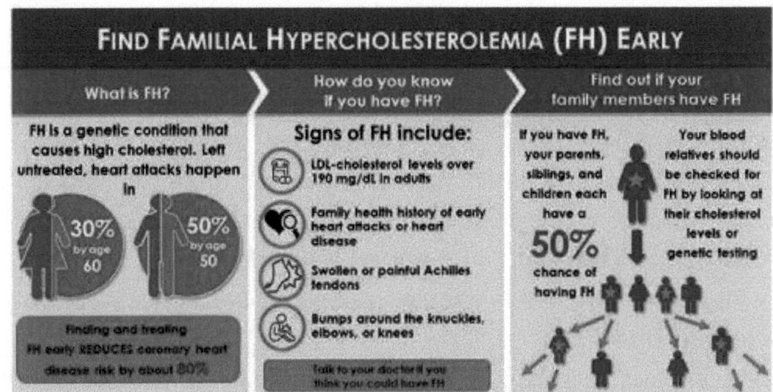

Figura 50. Recolha e partilha do seu historial familiar de doenças cardíacas

Ataque de falta de ar (à noite)

Este termo refere-se a ataques de falta de ar e tosse intensa, que ocorrem todos durante a noite, normalmente acordam o doente do sono e podem assustá-lo gravemente. Embora a ortopneia simples possa ser aliviada sentando-se na beira da cama e balançando as pernas, nos doentes com dispneia paroxística nocturna, a tosse e a pieira continuam frequentemente mesmo nesta posição. A supressão do centro respiratório durante o sono está envolvida na causa da dispneia nocturna e pode reduzir a ventilação de tal forma que diminui a pressão arterial de oxigénio. Este fenómeno é mais evidente em doentes com edema pulmonar intersticial e capacidade pulmonar reduzida.

Por outro lado, a redução da estimulação do miocárdio pelos nervos adrenérgicos perturba a função ventricular durante a noite. A asma cardíaca está intimamente relacionada com a falta de ar nocturna e a tosse, sendo a sua caraterística a pieira causada por espasmo brônquico, que ocorre sobretudo à noite. O edema pulmonar agudo é uma forma grave de asma cardíaca. A causa desta complicação é um aumento grave da pressão capilar pulmonar e edema alveolar. Os seus sintomas incluem falta de ar grave, auscultação de estertores nos pulmões, e secreção de líquido e de expetoração com manchas de sangue. Se o edema pulmonar agudo não for tratado rapidamente, pode ser fatal.

Respiração de Cheyne-Stokes

Na respiração de Cheyne-Stokes, que também é chamada de respiração periódica ou cíclica, a sensibilidade do centro respiratório à pCO2 arterial diminui. Há um estágio de apnéia no qual a pO2 arterial diminui e a pCO2 arterial aumenta. Estas alterações no sangue arterial estimulam o centro respiratório suprimido e causam aumento da ventilação, hipocapnia e subsequente recorrência da apneia. A respiração de Cheyne-Stokes é frequentemente observada em doentes com aterosclerose cerebral e outras lesões cerebrais, mas o prolongamento do tempo de circulação do sangue dos pulmões para o cérebro que ocorre na IC. Especialmente em doentes com pressão arterial elevada, doença arterial coronária e doença cerebrovascular, existem outros factores que facilitam este tipo de respiração.

Fadiga e fraqueza

Estes sintomas são comuns na IC, mas não são específicos, sendo a sua causa a redução do fornecimento de sangue aos músculos esqueléticos. A capacidade de realizar atividade física diminui, porque o coração em insuficiência não consegue aumentar o seu débito e fornecer oxigénio aos músculos activos.

Sintomas gastrointestinais

Anorexia e náuseas com dor e plenitude abdominal são queixas comuns e podem ser causadas por congestão do fígado e da veia porta.

Sintomas cerebrais

Na IC grave, especialmente nos idosos com aterosclerose cerebral, a diminuição da irrigação sanguínea do cérebro e a hipoxemia arterial provocam alterações do estado mental, incluindo confusão, diminuição da concentração e da memória, cefaleias, insónias e ansiedade.

Achados físicos

Na IC moderada, não há problemas respiratórios em repouso, a não ser que o doente se deite durante mais do que alguns minutos. Na IC mais grave, devido à diminuição do volume sistólico, a pressão de pulso pode diminuir e a pressão arterial diastólica pode aumentar devido à contração vascular extensa. Na IC aguda, a pressão arterial pode cair drasticamente. Pode ocorrer cianose e leitos ungueais e taquicardia sinusal e o doente sente-se confortável apenas na posição sentada. Na maioria dos casos, a pressão das veias sistémicas aumenta, o que pode aparecer como dilatação das veias jugulares.

Heart Disease is the #1 KILLER of WOMEN
Heart Attack Symptoms
A woman suffers a heart attack every 90 seconds in the United States. Heart attack symptoms in women are likely to be different from those experienced by men. Women may have common symptoms of pain or pressure in the chest, but also have these less obvious symptoms:
Upper body pain in the neck, back, and jaw
Unexplained fatigue
Shortness of breath
Dizziness or light-headedness
Cold sweats
Nausea or vomiting
Every second counts. If you experience symptoms, call 9-1-1 immediately.
911
Health Threat to Women
Heart Disease is the leading cause of death for women in the United States, killing 1 in every 4 women. Yet most women don't know that heart disease is their biggest health threat.
Breast Cancer
Heart Disease
7x More Women Die of Heart Disease Than Breast Cancer
Improve Your Heart Health
Women may be able to lower heart disease risk by making healthy lifestyle choices, including:
Eat a healthy diet
Maintain a healthy weight
Exercise
Know your family history
Don't smoke and limit alcohol

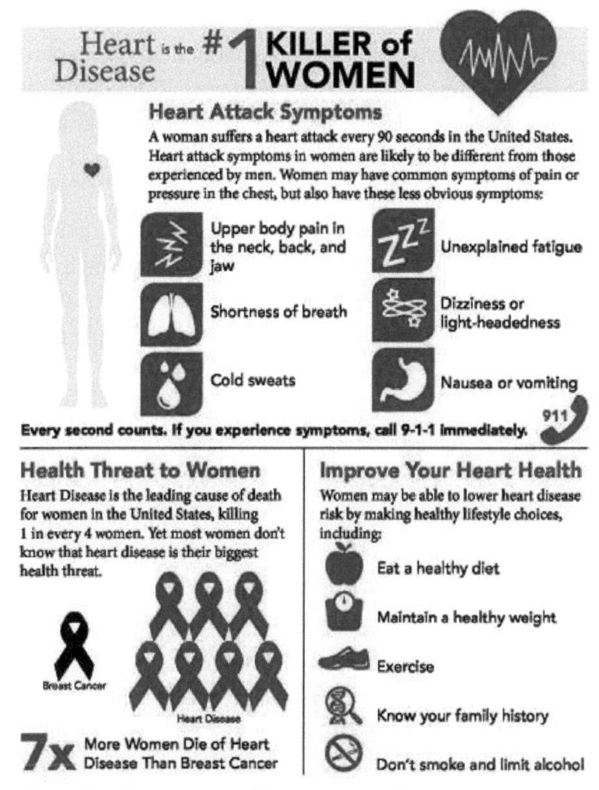

Figura 51. Infografia: Doenças cardíacas nas mulheres

Nas fases iniciais da IC, a pressão venosa pode ser normal em repouso, mas aumenta durante o exercício e imediatamente a seguir, bem como pela aplicação de pressão contínua sobre o abdómen (refluxo gastroesofágico positivo). Na auscultação, a terceira e quarta bulhas cardíacas estão presentes na maioria dos doentes, mas não são específicas da IC. Pode existir um pulso alternado (pulsusalternans) em que a alteração da força e da fraqueza das contracções cardíacas altera a força dos pulsos periféricos. Um pulso intermitente, que é um dos sintomas de IC grave, pode ser detectado com um esfigmomanómetro e, em casos mais graves, com o toque. Este ritmo ocorre normalmente após uma extrassístole e é mais frequente em doentes com trabalho dimiopático ou doença cardíaca hipertensiva ou isquémica.

Estertores pulmonares

Nos doentes que sofrem de insuficiência cardíaca e de aumento das veias e capilares pulmonares, são comuns os estertores húmidos e o crepitar na cauda e o som abafado na base dos pulmões. Em doentes com edema pulmonar, os estertores podem ser ouvidos numa vasta área de ambos os pulmões, são frequentemente ásperos e semelhantes a um assobio e podem ser acompanhados de pieira respiratória. Os estertores pulmonares podem ser causados por outras razões que não a insuficiência ventricular esquerda. Em alguns doentes com IC crónica, não se ouvem estertores, porque a drenagem linfática do líquido alveolar aumenta.

Edema cardíaco

O edema cardíaco depende da posição do doente e foi normalmente observado nas pernas. Em pacientes ambulatoriais, o edema ocorre principalmente ao redor da tíbia e do tornozelo e é mais evidente à noite. Nos doentes hospitalizados, o edema cardíaco é observado na região sacral. O edema pulmonar dos braços e da face é raro e ocorre apenas nas fases finais da IC.

Hidrotórax e ascite

A secreção de líquido pleural na IC congestiva é causada pelo aumento da pressão das veias pleurais e pela entrada de líquido transudado no espaço pleural. As veias do tórax drenam tanto para as veias sistémicas como para as veias pulmonares, pelo que o hidrotórax ocorre na maioria dos doentes devido ao aumento da pressão em ambos os sistemas. Mas, em alguns casos, ocorre com um aumento grave da pressão num dos dois leitos venosos. Esta complicação é mais comum no espaço lateral direito do que no lado oposto. A ascite também se forma após a saída do líquido transudado, e a sua causa é um aumento da pressão nas veias hepáticas e nas veias que drenam o sangue do peritoneu. A ascite grave é mais comum em doentes com doença da válvula tricúspide e pericardite compressiva.

Aumento congestivo do fígado

Um aumento da pressão das veias sistémicas provoca um fígado grande, sensível e pulsante. Esta perturbação é observada não só em doenças que causam ascite, mas também em formas mais ligeiras de IC com qualquer causa. No caso de um aumento congestivo do fígado grave e prolongado (por exemplo, em pessoas com doença valvular tricúspide ou pericardite compressiva crónica), pode também ocorrer um aumento congestivo do baço.

Icterícia

A iterícia é um achado tardio na IC e está associada a um aumento da bilirrubina direta e indireta, cuja causa é a disfunção hepática devido a congestão hepática, hipóxia das células hepáticas e arteriopatia lobular central. Na maioria dos casos, as enzimas hepáticas aumentam. Se a congestão hepática ocorrer de forma aguda, a iterícia pode ser grave e as enzimas podem aumentar acentuadamente.

Coração de caquexia

Na IC crónica e grave, pode observar-se uma perda de peso grave e caquexia. As

suas causas são:
> Aumento da concentração de TNF na circulação sanguínea.
> Aumento da taxa metabólica, que é parcialmente causado pelo trabalho adicional dos músculos respiratórios, pelo aumento da necessidade de oxigénio do coração hipertrofiado ou pelo stress do doente na IC grave.
> Anorexia, náuseas e vómitos provocados por factores centrais, intoxicação por digitálicos ou congestão hepática e plenitude abdominal.
> Comprometimento da absorção intestinal devido à congestão das veias intestinais.
> Raramente, enteropatia perdedora de proteínas, especialmente em doentes com insuficiência cardíaca direita grave.

Outras manifestações

Com a diminuição do fluxo sanguíneo, os membros superiores e inferiores podem estar frios, pálidos e suados. A produção de urina diminui, a urina contém albumina, a sua densidade específica diminui e a concentração de sódio na urina é baixa. Além disso, pode ocorrer azotemia pré-renal. A impotência sexual e a depressão são comuns em doentes com IC grave e crónica.

Resultados da radiografia e do ecocardiograma

Além do tamanho das cavidades cardíacas, que determina a lesão responsável pela IC, a dilatação das veias pulmonares e a redistribuição do sangue para os ápices dos pulmões são comuns em pacientes com IC e aumento da pressão venosa pulmonar. Além disso, podem ser observadas secreção de líquido pleural e secreções interlobulares.

Diagnósticos diferenciais

A IC congestiva pode ser diagnosticada através da observação das manifestações clínicas e dos achados caraterísticos de uma das formas de doenças cardíacas. A maioria dos casos de IC crónica está associada a um aumento do coração e, por isso, se o tamanho de todas as cavidades for normal, o diagnóstico é questionado, mas não rejeitado. Com a ajuda da ecocardiografia bidimensional, as dimensões de cada cavidade cardíaca podem ser avaliadas. Em alguns casos, é difícil distinguir a IC das doenças pulmonares.

Muitos dos sintomas de embolia pulmonar são comuns na IC, mas a hemoptise, a dor torácica pleurítica, o aumento do ventrículo direito e a incompatibilidade da ventilação pulmonar com o fornecimento de sangue no exame pulmonar levam o médico a este diagnóstico. O edema do tornozelo pode ser causado por varizes, edema periódico ou permanência prolongada, mas nesses pacientes, as veias varicosas não são proeminentes em repouso ou após a aplicação de pressão no abdómen. Normalmente, o edema causado por doenças renais pode ser diagnosticado com testes de função renal e análise de urina, nestas doenças, a pressão venosa raramente aumenta. O aumento do fígado e a ascite são observados em doentes com cirrose hepática. Nesta doença, a pressão das veias jugulares não aumenta e o refluxo gastro-jejunal não é positivo.

Tratamento

O tratamento da IC pode ser dividido em quatro partes:

> Eliminação do fator contribuinte;

> Tratamento da causa principal;

> Prevenção do agravamento da função cardíaca;

> Controlo da insuficiência cardíaca congestiva.

Exemplos de remoção de factores contribuintes são: Tratar a pneumonia pneumocócica e restaurar o ritmo sinusal num doente com fibrilhação auricular, em muitos casos, a principal causa de IC pode ser tratada ou, pelo menos, aliviada com cirurgia.

A terceira parte do tratamento da insuficiência cardíaca inclui a administração de inibidores da ECA, bloqueadores beta e a redução da carga cardíaca. Para controlar a insuficiência cardíaca congestiva, é necessário reduzir a retenção de água e sal e aumentar a contratilidade do miocárdio. Em cada doente, qual destas secções deve ser seguida depende fortemente da gravidade da IC e da duração da doença subjacente. Após um tratamento eficaz, a recorrência das manifestações clínicas da IC pode muitas vezes ser evitada através da continuação das mesmas medidas que foram eficazes no início.

Embora devido à variedade de etiologias, aspectos hemodinâmicos, manifestações clínicas e gravidade da IC, não é possível estabelecer uma regra simples para o tratamento de todos os doentes com IC, devendo ser iniciado o mais precocemente possível nos doentes com perturbação sistólica do ventrículo esquerdo (fração de ejeção inferior a 0,4) (mesmo que não apresentem sintomas).

Depois, com o aparecimento dos sintomas, são recomendadas medidas simples como a limitação da atividade moderada e o consumo de sal, juntamente com diuréticos dietéticos. Nos doentes com IC sistólica, são prescritos beta-bloqueadores e glicosídeos digitálicos. Se estas medidas não forem suficientes, o passo seguinte é uma limitação mais severa do consumo de sal e doses mais elevadas ou a prescrição de múltiplos diuréticos. Se a IC persistir, são prescritos hospitalização, repouso no leito, vasodilatadores intravenosos e fármacos inotrópicos positivos. Nos doentes com IC grave e resistente aos fármacos, considera-se a possibilidade de assistência à circulação sanguínea e de transplante cardíaco, sendo o prognóstico deste grupo de doentes mau.

Prevenção da exacerbação do enfarte do miocárdio

A atividade do eixo RAA e do sistema nervoso simpático durante muito tempo é considerada uma resposta adaptativa prejudicial em doentes com IC, que causa mais disfunção cardíaca ou arritmias perigosas. Os fármacos que inibem estes dois sistemas são utilizados no tratamento da IC.

Inibidores da ECA: Em muitos doentes com IC, a pós-carga do ventrículo esquerdo aumenta, o que é causado por vários factores nervosos e hormonais que constringem os leitos vasculares periféricos. Para além da contração vascular, os volumes ventriculares diastólico final e sistólico final estão aumentados na IC sistólica. De acordo com a lei de Laplace, a tensão da parede do miocárdio é proporcional ao produto da pressão pelo raio intraventricular (ambos aumentam na IC) e, portanto, a impedância aórtica, ou seja, a força que se opõe ao esvaziamento do ventrículo esquerdo (ou pós-carga ventricular), aumenta e o volume sistólico diminui. Em muitos doentes com IC sistólica, a diminuição média da resistência vascular sistémica e da pós-carga aumenta o volume sistólico e diminui a pressão de enchimento do ventrículo em falência.

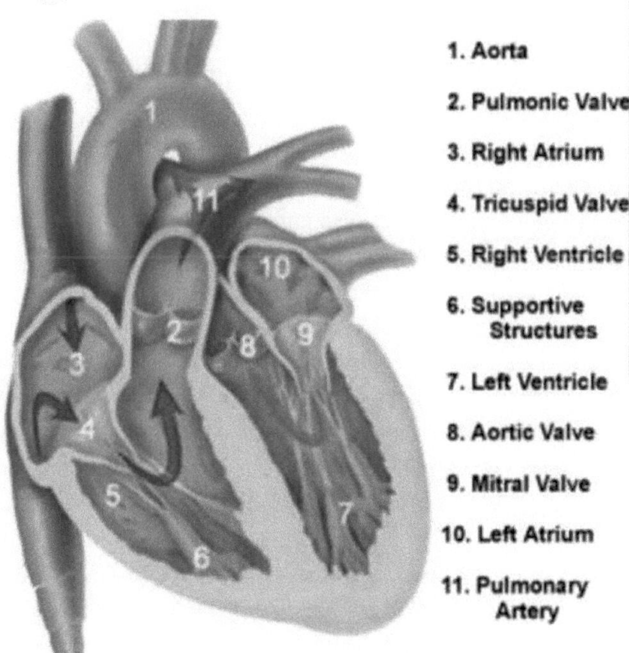

Figura 52. Compreender o funcionamento do coração

A redução da impedância à ejeção do ventrículo esquerdo através de um inibidor da ECA é uma parte importante do tratamento da IC. Em doentes com IC sistólica causada por enfarte do miocárdio ou regurgitação valvular, este método é mais importante. Se a pressão arterial do doente for baixa, a inibição da ECA é proibida. Em ambos os grupos de doentes com IC sistólica aguda e crónica tratados com inibidores da ECA, o débito cardíaco aumenta, a pressão de cunha pulmonar diminui, os sinais e sintomas de IC desaparecem e ocorre um estado estável grave em que o débito cardíaco é maior e a pós-carga é menor e a pressão arterial não diminui (ou a sua diminuição é insignificante). Os inibidores da ECA atrasam ou previnem a ocorrência de IC em doentes com disfunção ventricular esquerda, reduzem os sintomas do doente, aumentam a capacidade de atividade física e, se ocorrer imediatamente após o enfarte agudo do miocárdio, reduzem a mortalidade a longo prazo.

Apenas uma pequena parte dos benefícios destes medicamentos está relacionada com os seus efeitos hemodinâmicos, ou seja, a redução da pré-carga e da pós-carga. O seu principal efeito é a inibição do sistema renina-angiotensina local (tecidular). O lisinopril (20 mg por dia) ou o enalapril (10 mg duas vezes por dia) têm sido eficazes no tratamento da insuficiência cardíaca.

Bloqueadores dos receptores da angiotensina

Nos doentes que não toleram os inibidores da ECA devido a complicações como tosse, edema angioneurótico ou leucopenia, pode ser utilizado um bloqueador dos receptores da angiotensina II (tipo AT1) (por exemplo, losartan, 50 mg quatro vezes por dia).

Antagonista da aldosterona

Na IC, a atividade do eixo RAA não só aumenta a angiotensina II na circulação e no miocárdio, como também aumenta o nível de aldosterona. O aumento da aldosterona, para além da retenção de sódio e do agravamento do edema, aumenta a atividade simpática, provoca fibrose miocárdica, vascular e perivascular e reduz a capacidade arterial. Num grande estudo em doentes com insuficiência cardíaca avançada e baixa fração de ejeção (RALES), a espironolactona (25 mg/dia) reduziu a mortalidade total, a morte súbita e a morte por insuficiência da bomba. Uma vez que a espironolactona é também um diurético útil, a sua utilização na IC sistólica foi alargada.

Bloqueadores beta

A administração súbita de doses elevadas de beta-bloqueadores pode agravar a IC, mas a administração de doses gradualmente crescentes de metoprolol, carvedilol e bisoprolol melhora os sintomas de IC e a morte por várias causas, morte por causas cardiovasculares, morte súbita e reduz a morte causada por falência da bomba. Em doentes com IC moderada (classe III, II), a administração de metoprolol CR/XL, 12,5 mg por dia, que é aumentada para 200 mg quatro vezes por dia em 4 semanas, tem sido benéfica. Os beta-bloqueadores são proibidos em grupos de doentes com IC: doentes com estado hemodinâmico instável, doentes da classe IV da New York Heart Association, doentes que sofreram recentemente um enfarte agudo do miocárdio e doentes com fração de ejeção normal (ou seja, com IC diastólica).

Diminuição da carga cardíaca

Esta parte inclui a redução da atividade física, o relaxamento mental e a redução da carga nas costas. Na IC ligeira, é útil uma restrição moderada da atividade física e, na IC grave, o repouso na cama ou numa cadeira. Na IC aguda e grave, as refeições devem ser pequenas e numerosas e devem ser feitos esforços para reduzir a ansiedade do doente, sendo por vezes prescritos fármacos como o diazepam (2 a 5 mg três vezes por dia) durante vários dias. A redução da atividade física e o relaxamento mental diminuem a pressão arterial e reduzem a carga miocárdica, reduzindo a necessidade de débito cardíaco.

Após a estabilização do estado hemodinâmico do doente, a limitação da atividade física deve manter-se durante vários dias. O risco de flebotrombose e de embolia pulmonar aumenta com o repouso no leito, o que pode ser resolvido através da utilização de medicamentos anticoagulantes, do amolecimento das pernas e de meias de borracha. O repouso absoluto na cama raramente é necessário e os doentes são frequentemente convidados a sentar-se numa cadeira. É proibida a prescrição de sedativos fortes. Em doentes ambulatórios com IC relativamente grave e crónica, um maior repouso nos dias livres da semana permite continuar a trabalhar. Após a recuperação da IC, as actividades do doente devem ser avaliadas e, na maioria dos casos, é necessário limitar as responsabilidades profissionais, sociais ou familiares.

Recomenda-se o repouso intermitente durante o dia (por exemplo, uma hora de sono após o almoço) e evitar actividades vigorosas. Sempre que a força física do doente o permita, é útil a prática de exercício físico regular e ligeiro, como caminhar ou utilizar uma bicicleta estacionária. A perda de peso através da restrição da ingestão calórica em doentes obesos com IC reduz a carga cardíaca e é considerada uma parte importante do plano de tratamento.

Controlo do excesso de fluidos

Muitas das manifestações clínicas da IC são causadas por um aumento do volume do líquido extracelular. O balanço negativo de sódio pode ser estabelecido reduzindo a ingestão alimentar e aumentando a excreção urinária deste ião com a ajuda de diuréticos. Raramente, na IC grave, pode ser necessária a remoção mecânica do líquido extracelular por toracocentese e paracentese.

Dieta

Em doentes com IC ligeira, apenas a limitação da ingestão de sal e o repouso intermitente podem ser suficientes para melhorar os sintomas. Uma dieta normal tem aproximadamente 6 a 10 gramas de cloreto de sódio. Esta quantidade pode ser reduzida para metade evitando alimentos ricos em sódio e retirando o sal da mesa. Se, para além disso, o sal também for retirado durante a cozedura, o consumo de sódio será reduzido para um quarto. No grupo de doentes com IC grave que continuam a acumular líquidos apesar da utilização de diuréticos, o consumo de cloreto de sódio deve ser reduzido para 500 a 1000 mg. Para atingir este objetivo, o leite, o queijo, o pão, as leguminosas, os alimentos enlatados e alguns legumes frescos (como espinafres, beterraba e aipo) devem ser eliminados.

É permitido o consumo de alguns frutos frescos, legumes verdes, pão processado, leite e substitutos do sal. Nas fases finais da IC, devido ao aumento da secreção da hormona antidiurética e a problemas na excreção do excesso de água, pode ocorrer hiponatremia diluída. Nestes casos, o consumo de água (para além do sódio) deve ser limitado. A ingestão de calorias deve ser limitada nos doentes obesos com IC. Por outro lado, nos doentes que sofrem de IC grave e caquexia cardíaca, devem ser feitos esforços para satisfazer as necessidades nutricionais e evitar a deficiência de calorias e vitaminas, podendo ser necessários suplementos nutricionais.

Diuréticos

Os diuréticos devem ser prescritos para eliminar o excesso de líquidos e, desta forma, o edema e a dilatação das veias jugulares serão reduzidos ou não serão criados. Estão disponíveis diferentes tipos de diuréticos e quase todos são eficazes em doentes com IC ligeira. Nos doentes com formas mais graves de IC, é mais difícil escolher os diuréticos e devem ser consideradas as perturbações dos electrólitos séricos. O tratamento excessivo deve ser evitado, porque a redução de volume resultante pode reduzir o débito cardíaco, perturbar a função renal e causar fraqueza grave e perturbação da consciência.

Diuréticos de tiazida: Estes fármacos são amplamente utilizados, sendo eficazes na IC ligeira isolada e na IC grave, em conjunto com outros diuréticos. Em doentes com IC crónica ligeira ou moderada, a utilização regular de um diurético tiazídico pode eliminar a necessidade de uma restrição severa de sal, mas continua a ser necessário evitar alimentos ricos em sódio e evitar o sal durante as refeições.

Os diuréticos tiazídicos reduzem a reabsorção de sódio e cloreto na primeira metade do túbulo contorcido distal e na parte ascendente-cortical do arco de Henle, e a água é removida juntamente com o sal não absorvido. As tiazidas não aumentam a depuração da água livre e, em alguns casos, diminuem-na. Este fenómeno pode levar a uma excreção de urina hipertónica e, consequentemente, a uma hiponatremia diluída. Após o aumento da quantidade de sódio que chega ao nefrónio distal, aumenta a troca de sódio com potássio e ocorre excreção excessiva de potássio (caliurese). Ao contrário dos diuréticos de arco que aumentam a excreção de cálcio, as tiazidas diminuem-na.

Desde que a taxa de filtração glomerular seja superior a 50% do nível normal, os diuréticos tiazídicos serão eficazes no tratamento da IC. A clorotiazida é prescrita com uma dose máxima de 500 kg de 6 em 6 horas. Existem muitos derivados deste medicamento, cuja dosagem e duração dos seus efeitos são diferentes. A Kaler Talidona (25 a 50 mg/dia) é muito útil porque pode ser administrada uma vez por dia. As principais complicações da administração prolongada de tiazidas, metolazona e diuréticos de arco são a redução do potássio e a alcalose metabólica.

O aumento da excreção de iões de hidrogénio em vez de potássio (devido à diminuição das reservas intracelulares de potássio) provoca alcalose metabólica. A hipocalemia aumenta o risco de intoxicação por digitálicos e provoca fadiga e sonolência. Estas complicações podem ser evitadas tomando cloreto de potássio ou (melhor do que este método) adicionando um diurético poupador de potássio (como a espironolactona ou o triamtereno). Outros efeitos secundários das tiazidas incluem a diminuição da excreção de ácido úrico, que pode causar hiperuricemia, e intolerância à glucose, raramente causando coma hiperosmolar em doentes com diabetes não controlada. Também foram registadas erupções cutâneas, trombocitopenia e granulocitopenia.

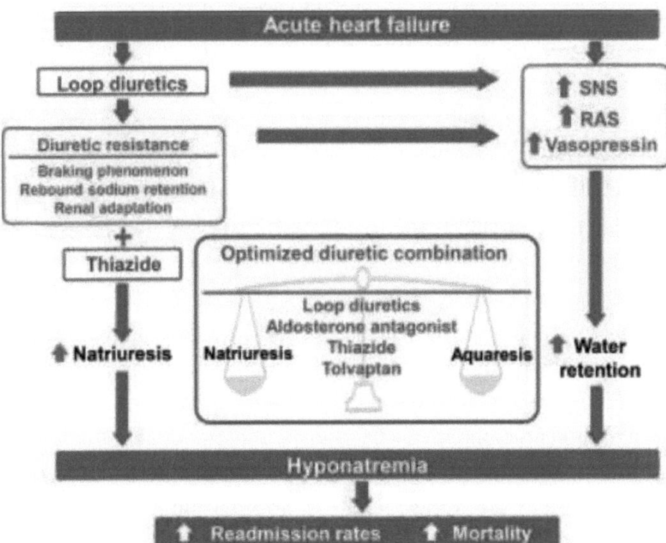

Figura 53. Mecanismo subjacente ao desenvolvimento de hiponatremia na insuficiência cardíaca aguda. Os diuréticos de alça provocam um aumento da

libertação de vasopressina através da ativação de neuro-hormonas, levando a uma hiponatremia dilucional

Metolazona: O local ativo e a potência deste derivado da quintazona são semelhantes aos das tiazidas, mas tem sido eficaz em doentes com insuficiência renal moderada. A dose habitual é de 5 a 10 mg por dia. Na IC grave, a metolazona pode ser adicionada às tiazidas e aos diuréticos de arco. Furosemida, bumetanida, ácido etacrínico, pirtanida e torsemida: Estes diuréticos de arco são fisiologicamente semelhantes, mas a sua estrutura química é diferente. A causa da alcalose metabólica é a excreção de grandes quantidades de iões de cloro, hidrogénio e potássio. Tal como acontece com os diuréticos tiazídicos, pode ocorrer hipocalemia, hiperuricemia e hiperglicemia. Os cinco fármacos deste grupo são bem absorvidos por via oral, são segregados na bílis e na urina e são geralmente eficazes por via intravenosa e oral. Fraqueza, náuseas e tonturas são alguns dos efeitos secundários de todos os diuréticos de arco. Surdez temporária (ou mesmo permanente), erupções cutâneas e granulocitopatia foram registados com o uso de ácido etacrínico. Estes diuréticos fortes são úteis em todos os tipos de IC, especialmente em doentes com IC resistente a outros fármacos e edema pulmonar. Estes fármacos têm sido eficazes em doentes que sofrem de hipoalbuminemia, hiponatremia, hipocloremia, hipocalemia e redução da taxa de filtração glomerular.

Os arqui-diuréticos podem ser utilizados em doentes que não conseguem obter diurese com diuréticos tiazídicos e antagonistas da aldosterona (isoladamente ou em conjunto). Nos doentes com IC resistente, o efeito dos arqui-diuréticos pode ser reforçado através da sua administração intravenosa ou da prescrição de outros diuréticos (tiazidas, metolazona, diuréticos osmóticos, diuréticos poupadores de potássio).

Antagonistas da aldosterona: Estes fármacos afectam os canais colectores corticais, são relativamente fracos e, por isso, raramente são utilizados isoladamente. No entanto, a sua caraterística poupadora de potássio levou a que fossem utilizados em conjunto com outros fármacos mais fortes (diuréticos de arco, tiazidas e metolazona) que são poupadores de potássio. Os medicamentos poupadores de potássio dividem-se em dois grupos.

A estrutura da espironolactona é semelhante à da aldosterona. O mecanismo do seu efeito é a inibição competitiva da aldosterona, pelo que a troca de sódio por potássio e hidrogénio nos túbulos distais e nos canais colectores é inibida. Estes fármacos estabelecem diurese de sódio e, ao contrário das tiazidas, do ácido etacrínico e da furosemida, causam retenção de potássio. Embora o hiperaldosteronismo secundário esteja presente em alguns doentes com IC congestiva, as espironolactonas são eficazes mesmo nestes casos em que os

níveis séricos de aldosterona são normais.
A espironolactona é administrada por via oral na quantidade de 25 mg a 50 mg três a quatro vezes por dia. Este regime de tratamento não é observado durante um máximo de 4 dias. O maior efeito das espironolactonas é observado quando são prescritas juntamente com diuréticos de arco ou tiazidas. Quando as espironolactonas são prescritas com um destes fármacos, estabelece-se uma diurese de sódio sem provocar hipocalemia ou hipercalemia, porque o efeito de ambos sobre o potássio sérico é oposto. Por outro lado, a espironolactona, o triamtereno e a amilorida afectam o túbulo distal. Por isso, se forem administrados simultaneamente com outros diuréticos que actuam mais proximalmente, terão um efeito maior.
Em doentes com hipercalemia, insuficiência renal ou hiponatremia, a espironolactona, o triamtereno e a amilorida não devem ser prescritos isoladamente. Os efeitos secundários do Aldactone A incluem náuseas, dor epigástrica, tonturas, sonolência, aumento do peito e erupção cutânea eritematosa. Como referido, a espironolactona em dose baixa (25 mg/dia), que tem pouco efeito diurético, aumenta a esperança de vida em doentes com IC avançada. Os efeitos renais do triamtereno e da amilorida são semelhantes aos da espironolactona, pois impedem a reabsorção de sódio e (secundariamente) a secreção de potássio nos túbulos distais.
No entanto, o seu efeito não depende da presença de aldosterona. A dose eficaz de triamtereno é de 100 mg uma ou duas vezes por dia e, no caso da amilorida, é de 5 mg por dia. Os seus efeitos secundários incluem náuseas, vómitos, dores de cabeça, granulocitopenia, eosinofilia e erupções cutâneas. A potência diurética do triamtereno e da amilorida (que não são estruturalmente semelhantes), tal como a da aldactona A, é pequena, mas podem prevenir a hipocalemia causada pelos diuréticos de arco e pelas tiazidas. Em alguns produtos, existe uma combinação de uma tiazida com triamtereno ou amilorida dentro de uma cápsula. Nos doentes com edema cardíaco crónico ligeiro a moderado que não sofrem de hiperglicemia, hiperuricemia ou hipocalemia, os diuréticos de arco ou as tiazidas (orais) são os medicamentos de eleição. (A espironolactona, o triamtereno e a amilorida não são diuréticos fortes por si só, mas reforçam o efeito dos arqui-diuréticos e das tiazidas. Os diuréticos de arco, isoladamente ou em conjunto com a espironolactona ou o triamtereno, são fármacos de eleição em doentes com IC grave e resistentes a outros diuréticos. Na IC muito grave, é necessária uma combinação de um diurético de arco, uma tiazida e um diurético poupador de potássio.

Medicamentos vasodilatadores

Os vasodilatadores diretos podem ser úteis em doentes com IC aguda e grave que apresentam vasoconstrição sistémica apesar da inibição da ECA. Quando se trata de um vasodilatador no tratamento da IC aguda, considera-se desejável que, após infusão intravenosa, tenha um efeito rápido e a duração do seu efeito seja curta, o nitroprussiato de sódio (0,1 a 3 mg/kg/min) tem essas caraterísticas. Sim, mas a sua administração requer uma monitorização precisa da pressão arterial e, se possível, da pressão arterial pulmonar em cunha. A combinação de hidralazina (até 300 mg por via oral por dia) e isossorbida (até 160 mg por dia por via oral) pode ser útil para o tratamento a longo prazo.

Aumento da força contrátil do miocárdio

Digital

A melhoria da contratilidade do miocárdio através de glicosídeos cardíacos é um método eficaz para controlar a IC. A digoxina (meia-vida de 1,6 dias) é refinada nos glomérulos e excretada pelos túbulos renais. Uma diminuição grave da quantidade de filtração glomerular reduz a excreção de digoxina. Desta forma, a duração do seu efeito aumenta e a sua concentração sérica atinge níveis tóxicos. Nos casos em que a função renal é normal, sem prescrever uma dose de carga, obtém-se uma concentração estável no sangue e nos tecidos após 5 dias de toma da dose de manutenção.

Mecanismo de ação: O efeito mais importante dos digitálicos no músculo cardíaco é a deslocação da curva força-velocidade para cima. Os glicosídeos cardíacos inibem a Na^+ , K^+ -ATPase (transportador de catiões monovalentes) e aumentam a concentração intracelular de sódio. Este mecanismo, por sua vez, aumenta o cálcio intracelular com a ajuda de um permutador sódio-cálcio. O aumento da entrada de cálcio no miocárdio torna mais cálcio disponível para os miofilamentos durante a estimulação muscular, induzindo assim uma resposta inotrópica positiva.

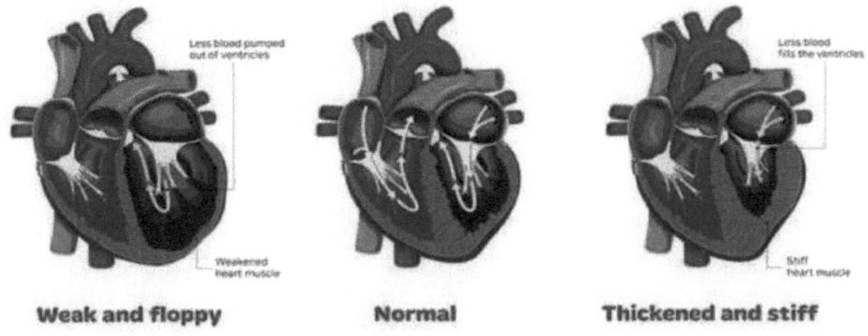

Figura 54. Insuficiência cardíaca

Os glicosídeos cardíacos produzem alterações nas propriedades eléctricas das células contrácteis e das células autonómicas especializadas que aumentam o automatismo e a atividade eléctrica aberrante. Além disso, aumentam o período de não-excitabilidade efectiva do nódulo AV e, desta forma, a frequência ventricular diminui no flutter e na fibrilhação auricular.

Utilização na insuficiência cardíaca: Em pacientes com IC sistólica que apresentam flutter ou fibrilação atrial com resposta ventricular rápida, o digitálico é muito útil, pois retarda a resposta ventricular e tem efeito inotrópico positivo. Embora os digitálicos não aumentem a esperança de vida dos doentes com IC sistólica e ritmo sinusal, reduzem os casos de hospitalização. Os digitálicos facilitam o esvaziamento do ventrículo através do aumento da potência contrátil do miocárdio; este medicamento aumenta o débito cardíaco, aumenta a fração de esvaziamento, melhora a diurese e reduz a pressão e o volume diastólico e o volume sistólico final do ventrículo em falência. Estes efeitos reduzem os sintomas da congestão vascular pulmonar e da pressão venosa sistémica elevada.

Os digitálicos são inúteis em doentes com insuficiência cardíaca, ritmo sinusal e as seguintes situações:

Cardiomiopatia hipertrófica, miocardite, estenose mitral, pericardite compressiva e qualquer tipo de IC diastólica.

A dose de manutenção de digoxina é de 0,25 mg por dia para a maioria dos adultos, sendo esta quantidade de 0,125 mg por dia para as pessoas com disfunção renal ligeira e para os idosos. Na insuficiência sistólica aguda, a dose de carga é quatro vezes superior à dose de manutenção.

Envenenamento digital: Esta é uma complicação perigosa e potencialmente fatal. A idade avançada, a isquemia ou o enfarte agudo do miocárdio, a hipoxemia, a deficiência de magnésio, a insuficiência renal, a hipercalcemia, o

eletrocardiograma e o hipotiroidismo reduzem a tolerância do doente aos digitálicos. O fator mais comum que contribui para a intoxicação por digitálicos é a diminuição dos níveis de potássio, que ocorre em doentes com IC, muitas vezes na sequência da prescrição de diuréticos e hiperaldosteronismo secundário.
A anorexia, as náuseas e os vómitos são os primeiros sintomas de envenenamento por digitálicos. As perturbações mais comuns do ritmo cardíaco incluem batimentos ventriculares prematuros, ritmo duplo, taquicardia ventricular e, raramente, fibrilhação ventricular, podendo ocorrer bloqueio AV com diferentes graus de gravidade. A taquicardia auricular não agressiva com bloqueio AV variável é uma caraterística da intoxicação por digitálicos. O envenenamento crónico por digitálicos pode ser assintomático no início, mas as suas caraterísticas incluem exacerbação da IC, perda de peso, caquexia, nevralgia, aumento do peito, visão amarela e delírio.
A administração de quinidina, warpamil, amiodarona e propafenona a doentes tratados com digoxina aumenta a concentração sérica de digoxina, porque a excreção renal e não renal de digoxina e o seu volume de distribuição diminuem. Estes medicamentos aumentam a possibilidade de envenenamento por digitálicos, pelo que a dose de digitálicos em doentes tratados com estes medicamentos deve ser reduzida para metade.
Tratamento da intoxicação por digitálicos: Sempre que o envenenamento por digitálicos provoca taquiarritmias, recomenda-se a interrupção do seu uso e o tratamento com um bloqueador beta ou lidocaína. Em caso de hipocaliémia, o potássio deve ser administrado por via oral com precaução. O anticorpo anti-digital (componentes Fab purificados) pode ser utilizado em caso de envenenamento grave.

Aminas mimetizadoras do sistema simpático

Duas aminas simpáticas miméticas que actuam principalmente nos receptores beta - dopamina e dobutamina - aumentam a contratilidade do miocárdio e são eficazes no tratamento da IC. Estes fármacos devem ser prescritos sob a forma de perfusão intravenosa contínua durante um período máximo de 1 semana. São úteis em doentes com IC grave e resistente e, em especial, nos seguintes casos: Pessoas com um componente reversível (como doentes que foram submetidos a cirurgia cardíaca), pessoas com enfarte agudo do miocárdio e choque ou edema pulmonar e pessoas Doentes com IC resistente até à cirurgia de transplante cardíaco, embora estas aminas simpáticas melhorem o estado hemodinâmico e os sintomas nestes casos, o seu efeito no aumento da esperança de vida não está comprovado.
A sua prescrição deve ser acompanhada de uma monitorização cuidadosa do

ECG, da pressão arterial e, se possível, da pressão de cunha da artéria pulmonar. A dopamina é uma substância natural e um precursor imediato da norepinefrina. Esta substância tem vários efeitos que a tornaram num medicamento útil para o tratamento da "IC com hipotensão". Em doses muito baixas (1 a 2 microgramas por quilograma por minuto), este fármaco dilata os vasos sanguíneos renais e mesentéricos estimulando os receptores específicos da dopamina e, desta forma, o fluxo sanguíneo renal e mesentérico e a excreção de sódio aumentam, e a dopamina aumenta com a dose de 2,5 a 10 microgramas por minuto estimula os receptores do miocárdio, mas produz-se uma taquicardia relativamente ligeira. Doses mais elevadas destes fármacos estimulam os receptores alfa e aumentam a pressão arterial. A dobutamina é uma catecolamina sintética que actua nos receptores alfa. Este fármaco tem um forte efeito inotrópico, aumenta a frequência cardíaca de forma moderada e diminui a resistência vascular periférica; no entanto, como aumenta o débito ao mesmo tempo, não reduz a pressão arterial sistémica.
A dobutamina administrada em infusão contínua de 2,5 a 10 mcg/kg por minuto é eficaz no tratamento da "IC aguda sem hipotensão". O principal problema no tratamento com mímicos simpáticos é a perda de resposta cardíaca que aparece dentro de 8 horas após a administração contínua, a causa deste fenómeno é a redução dos receptores adrenérgicos na membrana. Este problema pode ser resolvido com a prescrição intermitente.

Inibidores da fosfodiesterase

Estas bipiridinas, a amrenona e a milrinona, são medicamentos não catecolamínicos e não glicosídicos que exercem um efeito inotrópico positivo e vasodilatador através da inibição de uma fosfodiesterase específica. Estes fármacos são administrados apenas por via intravenosa. Ao estimularem simultaneamente o poder contrátil do coração e ao dilatarem o leito vascular sistémico, resolvem as principais perturbações hemodinâmicas da IC resistente. A amrinona e a milrinona são úteis para as mesmas indicações que os fármacos mimetizadores simpáticos e podem ser prescritos juntamente com a dopamina ou a dobutamina.

Referências

1. Gu, M. e Qin, Y., "Development of left ventricular assist devices," (Desenvolvimento de dispositivos de assistência ventricular esquerda) Intertional Journal of Cardiovascular Disease, 36(2): 69-71, 2009.
2. Slaughter, M. S., Rogers, J.G., et al, "Advanced heart failure treated with cotinuous-flow left ventricular assist device," The new England journal of medicine, 17 de novembro de 2009.
3. Mason, D.G., Hilton, A.K. e Salamonsen, R.F., "Deteção fiável de sucção para doentes com bombas de sangue rotativas," ASAIO Journal, 54(4): 359-366, 2008.
4. Ferreira, A., "Um controlador baseado em regras e na deteção de sucção para bombas de sangue rotativas", PhD. Tese de Doutoramento, Universidade de Pittsburgh, Pittsburgh, PA, 2007.
5. Ferreira, A., Boston, J.R., Antaki, J.F., "Um sistema de controlo para bombas de sangue rotativas baseado na deteção de sucção," IEEE Transactions on Biomedical Engineering, 56: 656-665, 2009.
6. Simaan, M.A., Ferreira, A., Chen, S., Antaki, J.F. Galati, D.G., "A Dynamical State Space Representation and Performance Analysis of a Feedback- Controlled Rotary Left Ventricular Assist Device," IEEE Transactions on Control Systems Technology, 11(7): 15-28, 2009.
7. Simaan, M.A., "Modeling and control of rotary heart assist device", Handbook of Automation, Ed S. Norf, Springer Verlag, 1409-1422, 2009.
8. Karantonis, D.M., Lovell, N.H., Ayre, P.J., Mason, D.G. e Cloherty, S.L., "Identification and classification of physiologically significant pumping states in an implantable rotary blood pump," Artificial Organs, 30(9): 671-679, 2006.
9. K., M., "Central venous pressure and pulmonary capillary wedge pressure monitoring", Indian Journal of anaesthesia, 46(4): 298-303, 2002.
10. Abdul-Hakeem H. AlOmari "Non-Invasive Modelling And Controlf Implantable Blood Pumps For Heart Failure Patients" (Modelação e controlo não invasivos de bombas de sangue implantáveis para doentes com insuficiência cardíaca) Universidade de Nova Gales do Sul (UNSW), Sydney, Austrália/ março de 2011.
11. Bitarafan, A.E., Correção do movimento respiratório em imagens SPECT do miocárdio utilizando a técnica respiratória, correlação com a angiografia. 2009.
12. Sayadi O. e Shamsollahi M. B., "A model-based Bayesian framework for ECG beat Segmentation", Physiological Measurement, Vol. 30, No. 3, pp. 335352, 2009.
13. Mitra M. e Mitra S., "A Software Based Approach for Detection of QRS Vetor of ECG Signal", IFMBE Proceedings, Vol. 15, No.8, pp. 348-351, 2007.

14. Kannathal N., Lim C. M., Acharya U. R. Sadasivan P. K., "Cardiac state diagnosis using adaptive neuro fuzzy technique", Medical Engineering & Physics, Vol. 28, No. 8, pp. 809-815, 2006.

15. de Lannoy G., Frenay B., Verleysen M., Delbeke J., "Supervised ECG Delineation Using the Wavelet Transform and Hidden Markov Models", The Proceedings of IFMBE, Vol. 22, No.3, pp. 22-25, 2008.

16. Y. Ozbay, R. Ceylan, B. Karlik, "A fuzzy clustering neural network architecture for classification of ECG arrhythmias, "Computers in Biology and Medicine 36 (2006) 376-388.

17. Chia-Hung Lin, Yi-Chun Du, Tainsong Chen, "Adaptive Wavelet Network for Multiple Cardiac Arrhythmias Recognition," Expert Systems with Applications 34 (2008) 2601-2611.

18. Benitez D., Gaydecki, P. A., Zaidi A. e Fitzpatrick A. P., "The use of the Hilbert transform in ECG signal analysis", Computers in Biology and Medicine, 31, 399-406, 2001.

1. Christov, G. Gomez-Herrero, V. Krasteva, I. Jekova, A. Gotchev, K. Egiazarian, "Estudo comparativo da morfologia e da frequência temporal Descritores de ECG para classificação de batimentos cardíacos", Medical Engineering & Physics 28 (2006) 876-887.

19 .M. G. Tsipouras, D. I. Fotiadis, "Automatic arrhythmia detection based on time and time-frequency analysis of heart rate variability, "Computer Methods and Programs in Biomedicine (2004) 74, 95-108

20 . S. Kar, M. Okandan "Atrial fibrillation classification with artificial neural networks," Pattern Recognition 40 (2007) 2967 - 2973.

21 L. Khadra, A. S. Al-Fahoum, e S. Binajjaj, "A Quantitative Analysis Approach for Cardiac Arrhythmia Classification Using Higher Order Spectral Techniques," IEEE Transactions on Biomed. Eng., Vol. 52, No. 11, Nov. 2005.

22 .P. de Chazal, M. O'Dwyer, R. B. Reilly, "Automatic Classification of Heartbeats Using ECG Morphology and Heartbeat Interval Features," IEEE Transactions on Biomed. Eng., Vol. 51, No. 7, Jul. 2004.

23 .K. Nopone, J. Kortelainen, T. Seppanen, "Invariant trajectory classification of dynamical systems with a case study on ECG," Pattern Recognition 42 (2009) 1832 - 1844.

24 Tran Thong, James McNames, Mateo Aboy, e Brahm Goldstein, "Prediction of Paroxysmal Atrial Fibrillation by Analysis of Atrial Premature Complexes", IEEE Transactions on Biomedical Engineering, Vol. 51, No. 4, pp.561-569, abril de 2004.

. T. Inan, L. Giovangrandi, G. T. A. Kovacs, "Robust Neural- Network-Based Classification of Premature Ventricular Contractions Using Wavelet Transform and Timing Interval Features," IEEE Transactions on Biomed. Eng., Vol. 53, No. 12, Dez. 2006.

25 Frank B. Sachse, "Computational Cardiology, Modeling of Anatomy, Electrophysiology, and Mechanics", Springer-Verlag Pub, Berlin Heidelberg 2004.

. Sayadi, M. B. Shamsollahi, "A model-based Bayesian framework for ECG beat Segmentation," Physiological Measurement, 30, 335-352, 2009.

26 M. Arzeno Natalia, Zhi-De Deng, e Chi-Sang Poon, "Analysis of First-Derivative Based QRS Detection Algorithms", IEEE Transactions on Biomedical Engineering, Vol. 55, No. 2, pp. 478-484, fevereiro de 2008.

A. Ghaffari, M. R. Homaeinezhad, M. Atarod, M. Akraminia, "Parallel Processing of ECG and Blood Pressure Waveforms for Detection of Acute Hypotensive Episodes: A Simulation Study Using a Risk Scoring Model," Computer Methods in Biomechanics and Biomedical Engineeing, Taylor & Francis Publishing, In-Press, 2009.

27 .D. Benitez, P. A. Gaydecki, A. Zaidi, A. P. Fitzpatrick, "The use of the Hilbert transform in ECG signal analysis," Computers in Biology and Medicine, Vol. 31 pp. 399-406, 2001.

28 B. Kohler, C. Hennig, e R. Orglmeister, "The Principle of Software QRS Detection", IEEE Engineering in Biomedicine and Biology, pp. 42-57, janeiro/fevereiro, 2002.

29 . Ghaffari A., Homaeinezhad M. R., Khazraee M., Daevaeiha M., "Segmentation of Holter ECG Waves via Analysis of a Discrete Wavelet-Derived Multiple Skewness-Kurtosis Based Metric," Annals of Biomedical Engineering, Springer Publishing, 38, 1497-1510, 2010.

30 .Mitra M., Mitra S., "A Software Based Approach for Detection of QRS Vetor of ECG Signal," IFMBE Proceedings, 15, pp. 348-351, 2007.

31 Martinez J. P., R. Almeida, S. Olmos, A. P. Rocha, P. Laguna, "A WaveletBased ECG Delineator: Evaluation on Standard Databases," IEEE Transactions on Biomedical Engineering, Vol. 51, No. 4, pp.570-581, 2004.

A. Ghaffari, M. R. Homaeinezhad, M. Akraminia, M. Atarod e M. Daevaeiha, "A Robust Wavelet-based Multi-Lead
Algoritmo de delineamento de eletrocardiograma," Medical Engineering & Physics, 31:1219-1227, 2009.

32 M. R. Homaeinezhad, A. Ghaffari, H. Najjaran Toosi, M. Tahmasebi, M. M. Daevaeiha, "Robust Delineation of High-Resolution Ambulatory Holter ECG Events via False-Alarm Controlled Segmentation of a Wavelet-Based Geometrical Decision Statistic," Engineering in Medicine, Accepted, 2010.

33 .M. Aboy, J. McNames, T. Thong, Daniel Tsunami, M. S. Ellenby, B.

Goldstein, "An Automatic Beat Detection Algorithm for Pressure Signals," IEEE Transactions on Biomedical Engineering, Vol. 52, No. 10, 2005, pp. 1662-1670.
34 .M. Aboy, J. McNames e B. Goldstein, "Algoritmo de deteção automática de componentes da forma de onda da pressão intracraniana", em Proc. 23th Int. Conf. IEEE Engineering in Medicine and Biology Society, vol. 3, 2001, pp. 2231-2234.
35 .M. Aboy, C. Crespo, J. McNames e B. Goldstein, "Algoritmo de deteção automática de componentes do sinal de pressão fisiológica", em Proc. 24th Int. Conf. IEEE Engineering in Medicine and Biology Society and Biomedical Engineering Society, 1, 2002, 196-197.
36 .N. Kannathal, C.M. Lim, U. R. Acharya, P. K. Sadasivan, "Cardiac state diagnosis using adaptive neuro fuzzy technique," Medical Engineering & Physics, 28, 809-815, 2006.
37 G. de Lannoy, B. Frenay, M. Verleysen, J. Delbeke, "Supervised ECG Delineation Using the Wavelet Transform and Hidden Markov Models," The Proceedings of IFMBE, Vol. 22, pp. 22-25, 2008.
A. Bartolo, B. D. Clymer, R. C. Burgess, J. P. Turnbull, J. A. Golish, M. C. Perry, "An Arrhythmia Detetor and Heart Rate Estimator for Overnight Polysomnography Studies," IEEE Transactions on Biomed. Eng., Vol. 48, No. 5, maio de 2001.
38 .M. Nilsson, P. Funk, E. M.G. Olsson, B. von Scheele, N. Xiong, "Apoio à decisão clínica para o diagnóstico de perturbações relacionadas com o stress através da aplicação de conhecimentos médicos psicofisiológicos a um sistema de aprendizagem baseado em instâncias," Artificial Intelligence in Medicine (2006) 36, 159-176.
39 .P. de Chazal, R. B. Reilly, "A Patient-Adapting Heartbeat Classifier Using ECG Morphology and Heartbeat Interval Features," IEEE Transactions on Biomed. Eng., Vol. 53, No. 12, Dez. 2006.
40 .M. G. Tsipouras, D. I. Fotiadis, "Automatic arrhythmia detection based on time and time-frequency analysis of heart rate variability, "Computer Methods and Programs in Biomedicine (2004) 74, 95-108.
41 . Sung-Nien Yu, Kuan-To Chou, "Integration of independent component analysis and neural networks for ECG beat classification," Expert Systems with Applications 34 (2008) 2841-2846.
42 S. N. Yu, K. T. Chou, "Selection of significant independent components for ECG beat classification," Expert Systems with Applications 36 (2009) 20882096.
43.U. R. Acharya, M. Sankaranarayanan, J. Nayak, C. Xiang, T. Tamura,

"Automatic identification of cardiac health using modeling techniques: A comparative study," Information Sciences 178 (2008) 4571-4582.

44.N. Kannathal, C.M. Lim, U. Rajendra Acharya, P. K. Sadasivan, "Cardiac state diagnosis using adaptive neuro-fuzzy technique," Medical Engineering & Physics 28 (2006) 809-815.

45.B. Mohammadzadeh Asl, S. Kamaledin Setarehdan, M. Mohebbi, "Support vetor machine-based arrhythmia classification using reduced features of heart rate variability signal," Artificial Intelligence in Medicine (2008) 44, 51-64.

46.S. N. Yu, K. T. Chou, "A switchable scheme for ECG beat classification based on independent component analysis," Expert Systems with Applications 33 (2007) 824-829.

47 Y. Ozbay, R. Ceylan, B. Karlik, "A fuzzy clustering neural network architecture for classification of ECG arrhythmias, "Computers in Biology and Medicine 36 (2006) 376-388.

48 Chia-Hung Lin, Yi-Chun Du, Tainsong Chen, "Adaptive wavelet network for multiple cardiac arrhythmias recognition," Expert Systems with Applications 34 (2008) 2601-2611.

49 .P. de Chazal, M. O'Dwyer, R. B. Reilly, "Automatic Classification of Heartbeats Using ECG Morphology and Heartbeat Interval Features," IEEE Transactions on Biomed. Eng., Vol. 51, No. 7, Jul. 2004.

50 .K. Polat, S. Gunes, "Detection of ECG Arrhythmia using a differential expert system approach based on principal component analysis and least square support vetor machine," Applied Mathematics and Computation 186 (2007) 898-906.

51 Y. C. Yeh, W. J. Wang, C. W. Chiou, "Cardiac arrhythmia diagnosis method using linear discriminant analysis on ECG signals," Measurement 42 (2009) 778-789.

1. Christov, I. Jekova G. Bortolan, "Premature ventricular contraction classification by the Kth nearest-neighbours rule," Physiol. Meas. 26 (2005) 123-130.

52 F. A. Minhas, M. Arif, "Robust electrocardiogram (ECG) beat classification using discrete wavelet transform," Physiological Measurement, 29 (2008) 555570.

53 .V. Chudacekl, G. Georgoulas, L. Lhotska, C. Stylios, M. Petrik, M. Cepek, "Examining cross-database global training to evaluate five different methods for ventricular beat classification," Physiol. Meas. 30 (2009) 661-677.

54 .T. P. Exarchos, M. G. Tsipouras, C. P. Exarchos, C. Papaloukas, D. I. Fotiadis, L. K. Michalis, "A methodology for the automated creation of fuzzy expert systems for ischaemic and arrhythmic beat classification based on a set of

rules obtained by a decision tree," Artificial Intelligence in Medicine (2007) 40, 187200.
1. Christov, G. Bortolan, "Ranking of pattern recognition parameters for premature ventricular contractions classification by neural networks," Physiol. Meas. 25 (2004) 1281-1290.
55 .K. Polat, S. Kara, A. Guven, S. Gunes, "Utilização da seleção de caraterísticas baseada na dependência de classe e métodos de pré-processamento ponderados difusos na classificação da doença macular," Expert Systems with Applications 36 (2009) 2584-2591.
56 .H. Liu, J. Sun, L. Liu, H. Zhang, "Seleção de caraterísticas com informação mútua dinâmica," Pattern Recognition 42 (2009) 1330 - 1339.
57 N. Abe, M. Kudo, "Non-parametric classifier-independent feature selection," Pattern Recognition 39 (2006) 737 - 746.
58 H. Peng, F. Long, C. Ding, "Seleção de caraterísticas com base na informação mútua: Criteria of Max-Dependency, Max-Relevance, and Min-Redundancy," IEEE Transactions on Pattern Analysis and Machine Intelligence, Vol. 27, No. 8, Aag. 2005.
59 . Chia-Hung Lin, Yi-Chun Du, T. Chen, "Nonlinear interpolation fractal classifier for multiple cardiacarrhythmias recognition," Chaos, Solitons and Fractals 42 (2009) 2570-2581.
60 Y. Wang, Y. Zhu, N. V. Thakor, Y. Xu, "A Short-Time Multifractal Approach for Arrhythmia Detection Based on Fuzzy Neural Network," IEEE Transactions on Biomed. Eng., Vol. 48, No. 9, Sep. 2001.
61 R. Rohani Sarvestani, R. Boostani, M. Roopaei, "VT and VF classification using trajectory analysis," Nonlinear Analysis, In-Press, 2009.
62 .K. Nopone, J. Kortelainen, T. Seppanen, "Invariant trajectory classification of dynamical systems with a case study on ECG," Pattern Recognition 42 (2009) 1832 - 1844.
63 R. J. Povinelli, M. T. Johnson, A. C. Lindgren, F. M. Roberts, J. Ye, "Statistical Models of Reconstructed Phase Spaces for Signal Classification," IEEE Transactions on Signal Processing, Vol. 54, No. 6, Jun. 2006.
64 M. I. Owis, A. H. Abou-Zied, A. M. Youssef, Y. M. Kadah, "Study of Features Based on Nonlinear Dynamical Modeling in ECG Arrhythmia Detection and Classification," IEEE Transactions on Biomed. Eng., Vol. 49, No. 7, Jul. 2002.
65 . S. N. Yu, Y. H. Chen, "Noise-tolerant electrocardiogram beat classification based on higher order statistics of subband components," Artificial Intelligence in Medicine (2009) 46, 165-178.
66 L. Khadra, A. S. Al-Fahoum, e S. Binajjaj, "A Quantitative Analysis

Approach for Cardiac Arrhythmia Classification Using Higher Order Spectral Techniques," IEEE Transactions on Biomed. Eng., Vol. 52, No. 11, Nov. 2005.

1. Christov, G. Gomez-Herrero, V. Krasteva, I. Jekova, A. Gotchev, K. Egiazarian, "Comparative study of morphological and time-frequency ECG descriptors for heartbeat classification," Medical Engineering & Physics 28 (2006) 876-887.

67 Chia-Hung Lin, "Frequency-domain features for ECG beat discrimination using grey relational analysis-based classifier," Computers and Mathematics with Applications 55 (2008) 680-690.

68 . S. Kar, M. Okandan "Atrial fibrillation classification with artificial neural networks," Pattern Recognition 40, 2967 - 2973, 2007.

69 .M. Stridh, L. Sornmo, C. J. Meurling, S. B. Olsson, "Sequential Characterization of Atrial Tachyarrhythmias Based on ECG Time-Frequency Analysis," IEEE Transactions on Biomed. Eng., Vol. 51, No. 1, Jan. 2004.

1. Jekova, G. Bortolan, I. Christov, "Assessment and comparison of different methods for heartbeat classification," Medical Engineering & Physics 30 (2008) 248-257.

70 W. Jiang, S. G. Kong, "Block-Based Neural Networks for Personalized ECG Signal Classification," IEEE Transactions on Neural Network, Vol. 18, No. 6, Nov. 2007.

71 G. K. Prasad, J. S. Sahambi, "Classification of ECG arrhythmias using multi resolution analysis and neural networks Conf. Convergent Technologies Bangalore, Índia, 2003.

72 . S. Osowski, T. Markiewicz, L. Tran Hoai, "Sistema de reconhecimento e classificação de arritmias utilizando um conjunto de redes neuronais," Measurement 41 (2008) 610-617.

73 Mehmet Korurek, Ali Nizam, "A new arrhythmia clustering technique based on Ant Colony Optimization," Journal of Biomedical Informatics 41 (2008) 874-881.

74 . Rahime Ceylan, Yuksel Ozbay, "Comparison of FCM, PCA and WT techniques for classification ECG arrhythmias using artificial neural network," Expert Systems with Applications 33 (2007) 286-295.

75 Rahime Ceylan, Yuksel Uzbay, Bekir Karlik, "A novel approach for classification of ECG arrhythmias: Type-2 fuzzy clustering neural network," Expert Systems with Applications 36 (2009) 6721-6726.

76 Mehmet Korurek, Ali Nizam, "Clustering MIT-BIH arrhythmias with Ant Colony Optimization using time domain and PCA compressed wavelet coefficients," Digital Signal Processing, In-Press 2010.

77 . David Cuesta-Frau, Juan C. Perez-Cortes, Gabriela Andreu-Garcia,

"Clustering of electrocardiograph signals in computer-aided Holter analysis," Computer Methods and Programs in Biomedicine 72 (2003) 179-196.
78 Yimin Xiong, Dit-Yan Yeung, "Time series clustering with ARMA mixtures," Pattern Recognition 37 (2004) 1675 - 1689.
79 . Yuksel Uzbay, Rahime Ceylan, Bekir Karlik, "A fuzzy clustering neural network architecture for classification of ECG arrhythmias," Computers in Biology and Medicine 36 (2006) 376-388.
80 Lloyd-Jones, D., Adams, R. J., Brown, T. M., Carnethon, M., Dai, S., De Simone, G., e Wylie-Rosett, J. (2010). Estatísticas de doenças cardíacas e AVC, um relatório da American Heart Association. Circulation, 121(7), e46-e62.
81 Petitjean, C., Dacher, J. N. (2011). Uma revisão dos métodos de segmentação em imagens de RM cardíaca de eixo curto. Análise de imagens médicas, 15(2), 169-184.
82 Shors, S. M., Fung, C. W., Francois, C. J., Finn, J. P., e Fieno, D. S. (2004). Quantificação precisa da massa ventricular direita em imagens de RM usando imagens rápidas verdadeiras do Cine com precessão de estado estacionário: Study in Dogs 1.
Radiologia, 230(2), 383-388.
83 Ghose, S. (2009). Deformable Model based Computation of Ejection Fraction of Right Ventricle from Cine MRI (Doctoral dissertation, A Thesis Submitted for the Degree of M. Sc. Erasmus Mundus in Vision and Robotics,(VIBOT), University of Bourgogne).
84 Alfakih, K., Plein, S., Thiele, H., Jones, T., Ridgway, J. P., e Sivananthan, M. U. (2003). Normal human left and right ventricular dimensions for MRI as assessed by turbo gradient echo and steady-state free precession imaging sequences. Journal of Magnetic Resonance Imaging, 17(3), 323-329.
85 Rougon, N., Petitjean, C., Preteux, F., Cluzel, P., e Grenier, P. (2005). Uma abordagem de registo não-rígida para quantificar a contração do miocárdio em MRI marcada utilizando medidas de informação generalizadas. Medical Image Analysis, 9(4), 353-375.
86 Cocosco, C. A., Netsch, T., Senegas, J., Bystrov, D., Niessen, W. J., e Viergever, M. A. (2004, junho). Computação automática da região de interesse cardíaco em RM estrutural cine 3D. In International Congress Series,1268 , 1126-1131.
87 Huang, J., Huang, X., Metaxas, D., e Axel, L. (2007, abril). Localização e segmentação do coração baseada em textura dinâmica em imagens cardíacas 4-d. Em Biomedical Imaging: From Nano to Macro (ISBI), 852-855.
88 Jolly, M. P. (2008). Recuperação automática do pool sanguíneo do ventrículo esquerdo em imagens de RM cine cardíaca. Em Computação de

Imagens Médicas e Intervenção Assistida por Computador (MICCAI), 110-118.

89 Pednekar, A., Kurkure, U., Muthupillai, R., Flamm, S., e Kakadiaris, I. A. (2006). Automated left ventricular segmentation in cardiac MRI. Biomedical Engineering, IEEE Transactions on, 53(7), 1425-1428.

90 Gering, D. T. (2003). Segmentação automática de ressonância magnética cardíaca. Em Medical Image Computing and Computer-Assisted Intervention-MICCAI, 524-532.

91 Lin, X., Cowan, B. R., e Young, A. A. (2006). Deteção automatizada do ventrículo esquerdo em imagens de RM 4D: experiência de um grande estudo. Em Medical Image Computing and Computer-Assisted Intervention-MICCAI , 728-735.

92 Jolly, M. P., Duta, N., e Funka-Lea, G. (2001). Segmentação do ventrículo esquerdo em imagens de RM cardíaca. Em Computer Vision, 2001. ICCV 2001, 1, 501-508.

93 Viola, P., e Jones, M. (2001). Deteção rápida de objectos utilizando uma cascata reforçada de caraterísticas simples. Em Computer Vision and Pattern Recognition, 2001. CVPR 2001, 1, 511-518.

94 . Katouzian, A., Prakash, A., e Konofagou, E. (2006, agosto). Uma nova técnica automatizada para a segmentação dos ventrículos esquerdo e direito em imagens de ressonância magnética. Na Sociedade de Engenharia em Medicina e Biologia, 2006. EMBS'06. 28ª Conferência Internacional Anual do IEEE, 3074-3077.

95 Uzumcu, M., van der Geest, R. J., Swingen, C., Reiber, J. H., e Lelieveldt, B. P. (2006). Seguimento contínuo no tempo e segmentação de imagens de ressonância magnética cardiovascular utilizando programação dinâmica multidimensional. Investigative radiology, 41(1), 52-62.

96 Yeh, J. Y., Fu, J. C., Wu, C. C., Lin, H. M., e Chai, J. W. (2005).
Deteção de bordos do miocárdio por programação dinâmica branch-and-bound em imagens de ressonância magnética. Métodos e programas de computador em biomedicina, 79(1), 19-29.

97 Liu, N., Crozier, S., Wilson, S., Liu, F., Appleton, B., Trakic, A., e Riley, R. (2006, janeiro). Extração do ventrículo direito por algoritmo de baixo nível e baseado em modelo. Na Sociedade de Engenharia em Medicina e Biologia, IEEE-EMBS, 1607-1610.

98 Cousty, J., Najman, L., Couprie, M., Clement-Guinaudeau, S., Goissen, T., e Garot, J. (2010). Segmentação de ressonância magnética cardíaca 4D: Método automatizado baseado em cortes de bacias hidrográficas espácio-temporais. Image and Vision Computing, 28(8), 12291243.

99 Cassen, C., Domenger, J. P., Braquelaire, J. P., e Barat, J. L. (2001).

Segmentação do ventrículo esquerdo em imagens de ressonância magnética. Em Image and Signal Processing and Analysis, ISPA 200, Pula, Croácia, 244-249.

100. Noble, N. M., Hill, D. L., Breeuwer, M., Schnabel, J. A., Hawkes, D. J., Gerritsen, F. A., e Razavi, R. (2002). Myocardial delineation via registration in a polar coordinate system. Em Medical Image Computing and Computer-Assisted Intervention-MICCAI, 651-658.

101. Kulkarni, R. V., e Venayagamoorthy, G. K. (2010). Algoritmos bio-inspirados para implantação e localização autónomas de nós sensores. Systems, Man, and Cybernetics, Part C: Applications and Reviews, IEEE Transactions on, 40(6), 663-675.

102. Kapur, J. N., Sahoo, P. K., e Wong, A. K. C. (1985). Um novo método para a limiarização de imagens a nível de cinzento utilizando a entropia do histograma. Computer vision, graphics, and image processing, 29(3), 273-285.

103. Sathya, P. D., e Kayalvizhi, R. (2010). Procedimento de seleção de tsallistresholding baseado em PSO para segmentação de imagens. Revista Internacional de Aplicações Informáticas, 5(4), 39-46.

104. Dempster, A. P., Laird, N. M., e Rubin, D. B. (1977). Maximum likelihood from incomplete data via the EM algorithm. Journal of the Royal statistical Society, 39(1), 1-38.

105. Stalidis, G., Maglaveras, N., Efstratiadis, S. N., Dimitriadis, A. S., e Pappas, C. (2002). Esquema de processamento baseado em modelos para análise quantitativa de ressonância magnética cardíaca 4-D. Tecnologia da Informação em Biomedicina, IEEE Transactions on, 6(1), 59-72.

106. Kedenburg, G., Cocosco, C. A., Kothe, U., Niessen, W. J., Vonken, E. J. P., e Viergever, M. A. (2006, março). Automatic cardiac MRI myocardium segmentation using graphcut. Em Medical Imaging, Sociedade Internacional de Ótica e Fotónica, 61440A-61440A.

107. Kass, M., Witkin, A., e Terzopoulos, D. (1988). Snakes: Modelos de contorno activos. Revista internacional de visão computacional, 1(4), 321-331.

108. Osher, S., e Sethian, J. A. (1988). Frentes que se propagam com velocidade dependente da curvatura: algoritmos baseados nas formulações de Hamilton-Jacobi. Journal of computational physics, 79(1), 12-49.

109. Paragios, N. (2002). Uma abordagem variacional para a segmentação do ventrículo esquerdo na análise de imagens cardíacas. Jornal Internacional de Visão Computacional, 50(3), 345-362.

110. El Berbari, R., Bloch, I., Redheuil, A., Angelini, E., Mousseaux, E., Frouin, F., e Herment, A. (2007, agosto). Uma segmentação miocárdica automatizada em ressonância magnética cardíaca. Na Sociedade de Engenharia em Medicina e Biologia, 2007. EMBS 2007. 29ª Conferência Internacional

Anual do IEEE, 45084511.
111. Jolly, M. P. (2006). Automatic segmentation of the left ventricle in cardiac MR and CT images. International Journal of Computer Vision, 70(2), 151-163.
112. Pham, Q. C., Vincent, F. C. P. C. P., Clarysse, P., Croisille, P., e Magnin, I. E. (2001). Um modelo deformável baseado no MEF para a segmentação 3D e o rastreamento do coração na ressonância magnética cardíaca. Em Image and Signal Processing and Analysis, 2001. ISPA 2001, 250-254.
113. Zhukov, L., Bao, Z., Guskov, I., Wood, J., e Breen, D. (2002, fevereiro). Dynamic deformable models for 3D MRI heart segmentation. Em SPIE Medical Imaging, 46 , 1398-1405.
114. Montagnat, J., e Delingette, H. (2005). Modelos deformáveis 4D com restrições temporais: aplicação à segmentação de imagens cardíacas 4D. Medical Image Analysis, 9(1), 87-100.
115. Heiberg, E., Wigstrom, L., Carlsson, M., Bolger, A. F., e Karlsson, M. (2005, setembro). Time resolved three-dimensional automated segmentation of the left ventricle. Em Computadores em Cardiologia, IEEE, 599-602.
116. Lynch, M., Ghita, O., e Whelan, P. F. (2008). Segmentação do ventrículo esquerdo do coração em dados de RM 3-D+ t utilizando um modelo temporal não-rígido optimizado. Medical Imaging, IEEE Transactions on, 27(2), 195-203.
117. Billet, F., Sermesant, M., Delingette, H., e Ayache, N. (2009). Recuperação do movimento cardíaco e estimativa das condições de fronteira através do acoplamento de um modelo eletromecânico e de dados de cine-RM. Em Functional Imaging and Modeling of the Heart, Springer Berlin Heidelberg, 376-38.
118. Frangi, A. F., Rueckert, D., Schnabel, J. A., e Niessen, W. J. (2002). Construção automática de modelos estatísticos tridimensionais de formas de múltiplos objectos: Application to cardiac modeling. Medical Imaging, IEEE Transactions on, 21(9), 1151-1166.
119. Heimann, T., e Meinzer, H. P. (2009). Modelos estatísticos de forma para segmentação de imagens médicas em 3D: A review. Análise de imagens médicas, 13(4), 543563.
120. Rohlfing, T., Brandt, R., Menzel, R., Russakoff, D. B., e Maurer Jr, C. R. (2005). Quo vadis, segmentação baseada em atlas? Em Handbook of Biomedical Image Analysis, 435-486.
121. Lynch, M., Ghita, O., & Whelan, P. F. (2006). Segmentação do miocárdio do ventrículo esquerdo usando um conjunto de níveis acoplado com conhecimento a priori. Computerized Medical Imaging and Graphics, 30(4), 255-262.

122. Tsai, A., Yezzi Jr, A., Wells, W., Tempany, C., Tucker, D., Fan, A., ... e Willsky, A. (2003). Uma abordagem baseada em formas para a segmentação de imagens médicas usando conjuntos de níveis. Medical Imaging, IEEE Transactions on, 22(2), 137-154.

123. Senegas, J., Cocosco, C. A., e Netsch, T. (2004, maio). Model-based segmentation of cardiac MRI cine sequences: a Bayesian formulation. Em Medical Imaging, Sociedade Internacional de Ótica e Fotónica, 432-443.

124. Mitchell, S. C., Bosch, J. G., Lelieveldt, B. P., van der Geest, R. J., Reiber, J. H., e Sonka, M. (2002). 3-D active appearance models: segmentação de imagens de RM e ultra-sons cardíacos. Medical Imaging, IEEE Transactions on, 21(9), 1167-1178.

125. Stegmann, M. B., Nilsson, J. C., e Gronning, B. A. (2001). Segmentação automatizada de imagens de ressonância magnética cardíaca. Proc, Sociedade Internacional de Ressonância Magnética em Medicina-ISMRM 2001, Glasgow, Escócia, Reino Unido, 9. 827.

126. Mitchell, S. C., Lelieveldt, B. P., van der Geest, R. J., Bosch, H. G., Reiver, J. H. C., e Sonka, M. (2001). Multistage hybrid active appearance model matching: segmentação dos ventrículos esquerdo e direito em imagens de RM cardíaca. Medical Imaging, IEEE Transactions on, 20(5), 415-423.

127. Zhang, H., Wahle, A., Johnson, R. K., Scholz, T. D., e Sonka, M. (2010). Análise de imagens de RM cardíaca 4-D: morfologia e função do ventrículo esquerdo e direito. Medical Imaging, IEEE Transactions on, 29(2), 350-364.

128. Zambal, S., Hladuvka, J., e Buhler, K. (2006). Melhorar a segmentação do ventrículo esquerdo utilizando um modelo estatístico de dois componentes. Em Medical Image Computing and Computer-Assisted Intervention-MICCAI, Springer Berlin Heidelberg, 151-158.

129. Uzumcu, M., Frangi, A. F., Sonka, M., Reiber, J. H., e Lelieveldt, B. P. (2003). Modelos de aparência ativa ICA vs. PCA: Aplicação à segmentação de RM cardíaca. Em Medical Image Computing and Computer-Assisted Intervention-MICCAI, Springer Berlin Heidelberg, 451-458.

130. Ordas, S., Van Assen, H. C., Boisrobert, L., Laucelli, M., Puente, J., Lelieveldt, B. P., e Frangi, A. F. (2005). Modelação estatística e segmentação em ressonância magnética cardíaca utilizando uma abordagem de computação em grelha. Em Advances in Grid Computing-EGC, Springer Berlin Heidelberg, 6-15.

131. Abi-Nahed, J., Jolly, M. P., e Yang, G. Z. (2006). Modelos de forma activos e robustos: Uma ferramenta de segmentação automática robusta, genérica e simples. Em Medical Image Computing and Computer-Assisted Intervention-MICCAI, Springer Berlin Heidelberg, 1-8.

132. Mitchell, S. C., Bosch, J. G., Lelieveldt, B. P., van der Geest, R. J., Reiber, J. H., e Sonka, M. (2002). 3-D active appearance models: segmentação de imagens de RM e ultra-sons cardíacos. Medical Imaging, IEEE Transactions on, 21(9), 1167-1178.
133. Mitchell, S. C., Lelieveldt, B. P., van der Geest, R. J., Bosch, H. G., Reiver, J. H. C., e Sonka, M. (2001). Multistage hybrid active appearance model matching: segmentação dos ventrículos esquerdo e direito em imagens de RM cardíaca. Medical Imaging, IEEE Transactions on, 20(5), 415-423.
134. Lorenzo-Valdes, M., Sanchez-Ortiz, G. I., Mohiaddin, R., e Rueckert, D. (2002). Segmentação baseada em atlas e rastreamento de imagens 3D de RM cardíaca usando registro não rígido. Em Medical Image Computing and Computer- Assisted Intervention-MICCAI, Springer Berlin Heidelberg, 642-650.
135. Lotjonen, J., Kivisto, S., Koikkalainen, J., Smutek, D., e Lauerma, K. (2004). Modelo estatístico de forma de átrios, ventrículos e epicárdio a partir de imagens de RM de eixo curto e longo. Medical image analysis, 8(3), 371-386.
136. Lorenzo-Valdes, M., Sanchez-Ortiz, G. I., Elkington, A. G., Mohiaddin, R. H., e Rueckert, D. (2004). Segmentação de imagens de RM cardíaca 4D usando um atlas probabilístico e o algoritmo EM. Medical Image Analysis, 8(3), 255265.
137. Alrashidi, M. R., e El-Hawary, M. E. (2006). Um estudo das aplicações de otimização por enxame de partículas em operações de sistemas de energia. Electric Power Components and Systems, 34(12), 1349-1357.
138. Stevens C., Remme E., LeGrice I. e Hunter P.J. "Ventricular mechanics in diastole: material parameter sensitivity." Journal of Biomechanics, Vol. 36, (pp.737-748), 2003.
139. Mooney R., Sullivan C.O., Ryan J. e Bell C. "The Construction of a Volumetric Cardiac Model for Real-time ECG Simulation". Sessões de Poster da Conferência de inverno sobre Computação Gráfica. 2003.
140. Van Loon R., Anderson P.D. e Van F.N." Um método de interação fluido-estrutura com contacto sólido-rígido para a dinâmica de válvulas cardíacas". Journal of Computational Physics. Vol 217, (pp.806-823). 2006.
141. Carmody C.J., Burriesci G., Howard I.C e Patterson E.A. "An approach to the simulation of fluid-structure interaction in the aortic valve." Journal of Biomechanics. Vol 39, (pp. 158-169). 2006.
142. Vigmond E., Clements, McQueen D.M e Peskin C.S. "Effect of bundle branch block on cardiac output: Um estudo de simulação do coração inteiro". Biophysics & Molecular Biology. (pp. 520-542). 2008.

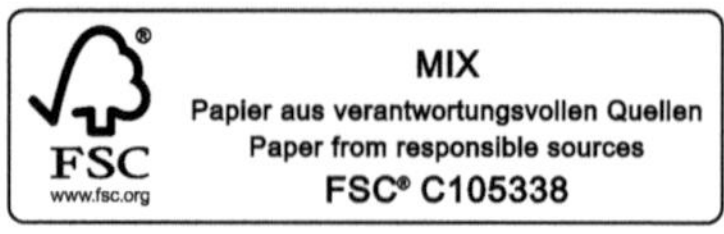

Printed by Books on Demand GmbH, Norderstedt / Germany